시리즈 1

병인과 생리유형

새로운 한약처방

병약도표

변비

단샘 이 종 대 저

도서출판 정담

상태의학 편집위원

서문

한방의 어려움은 동일한 증상에 처방이 여럿이라는 점이다.
이것은 필자뿐만 아니라 원장님들도 공히 갖고 있는 생각일 것이다.
변비증상(症狀)은 하나지만 변비처방은 무수히 많다.
이 수많은 처방들 중 어떤 처방을 어떻게 선택해야 할까?
바로 적용기준이 있어야 할 것이다.

우선 변비의 원인인 병인(病因)을 구별할 수 있어야 한다.
병인을 구별하여 처방하였음에도 왜! 변비가 잘 낫지 않는 경우가 있을까?
이것은 병인에 따른 생리유형이 다르기 때문이다.
따라서 변비의 병증을 진단하기 위해서는
병인과 생리유형을 토대로 한 병리상태를 파악해야 올바른 진단이 된다.
즉 변비증상의 병리상태를 알아야 적합한 변비처방을 선택할 수 있을 것이다.

이 책은 병인과 생리유형에 근거한 병리상태에 따라 처방을 선택할 수 있도록 체계화하여 병증에 따른 처방의 재현성을 높였다.
때문에 변비 병약도표는 〈임상 매뉴얼〉로서 매우 유용할 것이다.

이 책 변비 병약도표는 필자와 동료들의 수십 년 임상을 통해 확인된 내용으로서
이러한 경험의 집약들이 질병으로 부터 고통 받는 환자들을 위해 고뇌하는 한방 임상가들의 길라잡이가 되기를 바란다.

2018년 10월

단샘 이 종 대

일러두기 1

변비 병약도표(病藥圖表)란?

개요

「**병약도표**」는 임상에서 병(病)과 약(藥)을 연결한 것으로서,
도표를 통해 각 질환이나 병증에 대한 한약처방을 임상에서 객관적으로 활용할 수 있도록 하였다.

병약도표에는 40여 년 간의 축적된 임상경험을 토대로 생리를 병인과 연결하여 한방처방의 틀을 만들었다.

생리유형에 따라 변화되는 병리상태

생리에서 '체열과 건실도'를 기준으로 한 것은 체열과 건실도에 따라 병리상태도 달라지기 때문이다

- **체열**(體熱)은 열에너지로 인체의 총에너지에서 높은 비중을 차지한다. 임상에서 보면 항온성을 가지는 인체의 특성상 체열의 정도는 곧 인체의 에너지 정도로 볼 수 있다.

에너지 양에 따라서 생리활성이 다르며 병인에 대한 대응, 조정력이나 반응도 다르고, 병증과 병리상태도 다르기 때문에 생리를 유형별로 분류하였다.

- **건실도**는 인체 조직 강약의 정도를 말하며, 생명체는 인체의 건실도에 따라 생리안정도가 다르다. 즉 생리현상이 다르면 병인에 대응하고 반응하며 조정하는 양상도 다르기 때문에 생리유형 에서 건실도는 매우 중요하다.

몸 중심 치료

변비 병약도표는 환자 개개인의 병인과 생리(몸상태)로 진단하기 때문에 몸상태를 진단하여 치료가 잘된다.

• 병인과 생리의 진단

① 먼저 변비를 병인으로 분류한다.

② 병인을 개별의 생리와 연관시켜 진단한다.

③ 병인+생리유형의 병리상태를 파악한다.

• 치료기전

① 소대장의 평활근의 신축력을 증가시켜 대변 이동을 빠르게 한다.

– 대장을 움직이는 방법 : 대황이나 대황이 포함된 승기탕이나 승기탕이 포함된 자윤탕이나 통경탕 등의 처방을 사용한다.

– 소대장을 움직이는 방법 : 경중에 따라 다르나 작약, 지실, 지각, 후박, 빈랑, 당귀, 창출, 파두 등이나 이들이 군약으로 포함된 처방을 사용한다.

② 대장이나 소대장에 있는 생(生) 음식물이 잘 이동될 수 있는 형태로 유지되게 한다.

– 대변에 수분을 증가시키는 방법 : 빈랑, 차전자 등

– 대변에 장액을 증가시키는 방법 : 욱리인, 도인, 마인, 육종용, 우슬 등

일러두기 2

1. 변비의 상용 대표처방과 활용처방

1) 자윤탕 / 대표처방

자윤탕이 왜! 변비의 대표처방일까?

변비의 원인은 병인과 생리유형에 따라 증상이 다르기 때문에 처방도 다르다. 자윤탕은 각종 원인에 의한 변비에 보편적으로 잘 치료되는 처방으로써 크게 2가지 약성으로 구성되어있다.

자윤탕은 어떤 약성으로 구성되어 있나?

자윤탕		
소승기탕 (대황, 후박, 지실)	+	이의환 (당귀, 생지황)
소화관의 운동성 증가		윤장, 윤활액 분비
대황, 후박, 지각에는 사하제로서 대변을 급격하게 이동시키는 약성이 있어 대변을 급격하게 이동시키기 때문이다.		생지황, 당귀에는 장액분비를 촉진하고 윤장작용을 통하여 대변을 부드럽게 나오게 한다

2) 당귀윤조탕 / 빈용처방

당귀윤조탕이 왜! 변비의 빈용처방 일까? 이것은

비교적 변비에 많이 사용하는 처방이기 때문이다.
당귀윤조탕 역시 크게 보아 2가지의 약성으로 구성되어 있다.

당귀윤조탕은 어떤 약성으로 구성되어 있나?

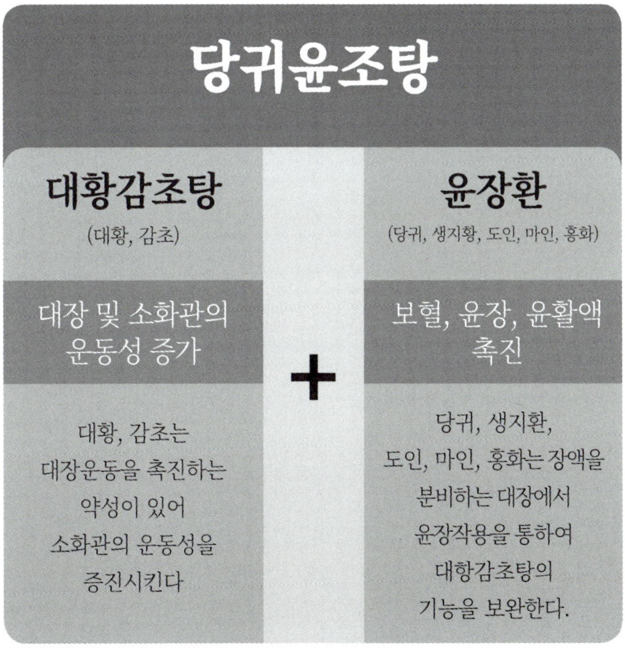

3) 당귀건중탕 / 빈용처방

당귀건중탕이 왜! 변비의 빈용처방 일까? 이것은

비교적 변비에 많이 사용하는 처방이기 때문이다.

당귀건중탕은 어떤 약성으로 구성되어 있나?

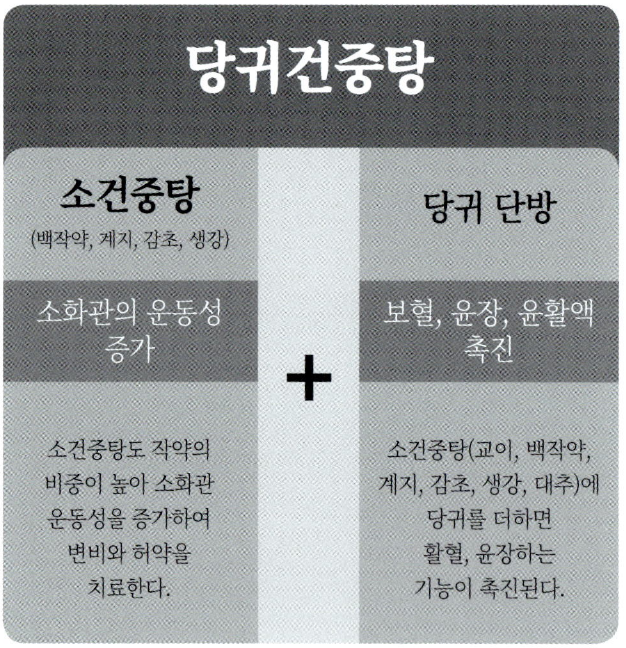

2. 유형별 변비처방

1) 병인 병약도표

병인	발생기전 요약	대표처방
장액 복합형	• 지윤(精) 부족으로 장평활근의 신축력 저하 • 대변 이동과 장액분비가 적어서 배출력 약화되어 변비가 발생	자윤탕
전신 이완형	• 소화관의 평활근이 이완되거나 이완 뒤 긴장되어 변비 발생 • 전신 이완에 따른 소화기 근육의 이완으로 장의 운동성 약화되어 변비가 발생	당귀건중탕
열실 열결형	• 체열 과다로 인해 섭취한 음식물에서 수분이 과다 흡수되어 대변이 굳어져서 변비가 발생	소승기탕
소화기 이완형	• 소화기 연약에 의한 소화기 근육의 이완으로 장의 운동성 약화로 배변이 잘 되지 않아서 변비가 발생	삼출건비탕
정신 긴장형	• 환경이 바뀌거나 정신적 긴장에 따라 장운동성이 떨어지면서 대변배출을 억제하여 변비가 발생	귀비탕
골반 혈소형	• 대장이 포함된 하복의 골반강 내 혈행과 자윤 부족 • 이로 인한 소장, 대장의 운동성 저하로 변비 발생	지작대영전 (지실작약산+대영전)
노인형	• 노화로 인한 기력, 혈행, 자윤 부족으로 대장의 운동성 저하 • 특히 장액의 분비 감소	윤혈음
소아형	• 소아들의 성장열로 인한 수분의 과다 흡수 • 대장의 운동성 일시 약화	자윤탕
임신, 산후형	• 임신으로 체온이 상승하여 체열이 많아지면서 수분의 과다 흡수로 인해 변비가 된다. • 출산 후 변비도 이와 같다.	궁귀탕

2) 생리유형 병약도표

생리유형	체열 많음	건실도 높음	체열/건실도 ⇦ 중등 ⇨	건실도 낮음	체열 적음
발생기전	• 열발산이 잘 안되고 소대변도 잘 소통되지 않아서 열이 적체되어 발생 한다. • 높은 체열에 필요한 수분을 대변에서 과잉 흡수하기 때문에 대변이 굳어 변비가 된다.	• 건실한 정도가 높아서(긴장 정도가 높거나 장기가 커서) 대사량이 많은 만큼 수분을 대변 에서 많이 흡수하기 때문에 대변이 굳어 변비가 된다.	• 체열의 정도와, 건실한 정도가 중간 형태로 유지된다. • 따라서 순환과 에너지 대사도 중간형태로 유지 되는 중 장운동 장애나 대변내 수분 부족 등으로 변비가 된다.	• 영양부족 또는 허약해지면 근육의 신축력도 낮아진다. • 이 경우 평활근이 이완 되거나 과긴장되면서 운동성이 떨어져서 배변이 느려지거나 변비가 된다.	• 체열이 부족하여 낮은 체열로 인해 하복부에도 순환량이 적어져 대변이 소화관에 머무르는 시간이 많아지면서 변비가 된다.
치료기전	• 체열이 많아 대사와 순환의 증가에 따라 필요한 수분을 대변에서도 흡수하여 사용하게 된다. • 과도한 체열 증가를 낮추기 위해 청열제 등이 포함된 변비 처방을 사용 하게 된다.	• 건실도가 높으면 대사와 순환의 안정화에 따라 필요한 수분을 대변에서 흡수하여 사용한다. • 때문에 과도한 긴장도를 낮추어 줄 행기제나 자윤제 등이 포함된 변비 처방을 사용하게 된다.	• 체열, 건실도가 중간으로 대사와 순환의 중간형태 유지에 따라 수분도 중간 정도로 흡수 하여 사용하게 된다. • 따라서 중간 형태를 유지할 정도의 수분에 따라 중간 정도의 변비 처방을 사용한다.	• 건실도가 낮아 대사와 순환이 낮아짐에 따라 대변에서 수분을 흡수하는 량도 줄어든다. • 때문에 낮아진 긴장도를 높여줄 수 있는 보기 보정 등이 포함된 변비 처방을 사용 한다.	• 체열이 적어서 대사와 순환의 감소에 따라 수분을 대변에서도 흡수하는 량도 적어진다. • 때문에 낮아진 체열에 적합한 온열, 보기, 자윤제 등이 포함된 변비 처방을 사용한다.
대표처방	**을자탕**	**당귀윤조탕**	**자윤탕**	**제천전**	**당귀사역탕**

* **체열** : 체열이란 인체의 열에너지이다. 체열이 많고 적음에 따라 생리 활성도가 달라진다. 체열에 따라 순환량과 호흡량이 달라지고 대사활동이 달라지기 때문에 병인의 유입시 생리 반응도 달라진다.

* **건실도** : 건실도란 인체의 강약을 말하는 것이다. 인체구조의 강약에 따라 생리 활성도가 달라진다. 따라서 동일한 병인으로 변비가 와도 변비의 병리상태가 달라지기 쉽고 치료처방도 다를 수 있다.

3) 변비 병약도표 활용(병인 + 생리유형 병약도표)

생리유형 / 병인	체열 많음	건실도 높음	체열/건실도 ⇦ 중등 ⇨	건실도 낮음	체열 적음
장액 복합형	을자탕	**<u>딩귀윤조탕</u>**	**<u>자윤탕</u>**	제천전	당귀사역탕
전신 이완형		소요산	**<u>당귀건중탕</u>**	귀비탕	대건중탕
열실 열결형	방풍통성산	대승기탕	소승기탕	계지가작약탕	
소화관 이완형		지실작약산	조중이기탕	삼출건비탕*	
정신 긴장형	단치소요산	가미귀비탕	귀비탕		
골반 혈소형		통경탕	지작대영전	귀비탕	당귀사역탕
상태별 노인		소풍순기원	윤혈음	경옥고	팔미지황원
상태별 소아		대황감초탕	**<u>자윤탕</u>**	귀기건중탕	
상태별 임신 산후		사물탕	궁귀탕	자소음	

* 보험처방

일러두기 3

도량형과 도표 속 화살표

도량형 참고

1分 = 0.4g
1錢 = 4g
1兩 = 40g
1斤 = 600g
1匙 = 한숟가락
1本 = 1줄기(전체)
1莖 = 1줄기(뿌리쪽에 가까운 밑줄기)

으로 계산하였다.

도표 속 화살표의 의미

- ⇦ 의 화살표는 체열과 건실도 중등에서 체열 많음에 이르기까지 모두 사용될 수도 있다는 표식이다. 물론 각 란에 표식된 것이 가장 적합하다.
- ⇨ 의 화살표는 체열 과 건실도 중등에서 체열 적음에 이르기까지 모두 사용될 수도 있다는 표식이다.
- 체열과 건실도에 따라서 순환과 호흡이 다르고 생리활성도가 달라진다.
- 따라서 체열과 건실도는 매우 중요하고 많고 적음의 표식 또한 중요하다.

목차

제1장 병인과 생리유형(몸상태)으로 보는 변비 병약도표

제 2 장 더 들여다 보기

제3장 병약도표의 해설과 기준

색인

미리보는 간추린 소화기 병약도표

제 1 장

병인과 생리유형(몸상태)으로 보는

변비 병약도표

변비 상용 대표처방

- 자윤탕
- 당귀윤조탕
- 당귀건중탕

유형별 변비처방

- 병인 병약도표
- 생리유형 병약도표
- 병인 + 생리유형 병약도표

1. 변비 병약도표(病藥圖表)

1 개요

변비 병약도표는 병증에 대해 병(病)과 약(藥)을 연결한 격자형 도표이다

병(病)약(藥)은

병증과 용약의 합성어이며 「병약도표」는 이 두 가지를 일목요연하게 볼 수 있도록 도표화 한 것이다.

즉 병증을 병인과 생리의 2가지 요인으로 진단하여 이를 처방과 연결한 입체형"한방처방도표"이다.

한약처방에서 가장 어려운 점은 증상은 하나이나 진단기준이 모호하여 처방이 여럿이라는 점이다

이것을 치료효과가 월등하면서 진단과 처방의 감별기준을 정하는 것은 필자뿐만 아니라 많은 임상가의 어려운 숙제였다.

이 책의 "변비 병약도표"는 변비를 9개의 병인과 5개의 생리 유형을 먼저 개별적으로 볼 수 있도록 하였다. 그리고 병인과 생리유형을 통합하여 체계적으로 진단하여 이를 객관적으로 처방 할 수 있도록 하였다.

「병약도표」의 생리유형에서 체열과 건실도를 기준으로 한 것은

- 체열과 건실도에 따라 생리 활성도가 달라지고 병리도 달라지기 때문이다
- 항온성을 가지는 인체의 특성상 체열의 정도는 곧 인체의 에너지 정도로 볼 수 있으며 「병약도표」의 체열(體熱)은 열에너지로 인체의 총에너지에서 높은 비중을 차지한다.
- 에너지의 정도에 따라서 생리의 활성도가 다르며 병인에 대한 대응, 조정력이나 반응도 다르고, 병증도 다르게 나타나고 병리상태도 다르기 때문에 생리유형에 포함시켰다.
- "건실도"는 인체의 강약의 정도를 말하는 것으로 이는 인체를 안정, 보전하는 중요한 역할을 한다고 볼 수 있다.

생명체는 형체의 구조적, 기능적인 강약에 따라서 생리상태(안정도)가 다르며 병인에 대한 대응, 조정력이나 반응도 다르고, 병증도 다르게 나타나고 병리상태도 다르기 때문에 건실도를 생리유형에 포함시킨 것이다.

병약도표의 「병인+생리유형」 이란?

"병인"만 알면 예를 들어: 아들네 집이 서울 대치동 A 아파트에 사는 것을 알 수 있으나 집은 못찾을 수 없으나,

"생리유형" 을 알면 아파트 동수나 구조를 알게 되어 아파트 단지 구석구석을 잘 알 수가 있는 것과 같이,

즉 넓은 바다에서 목적지를 찾아갈 때 위도와 경도만 알면 그 목적지를 정확히 찾을 수 있는 것과 같다 하겠다.

2 인체의 병인에 따른 생리의 특성

- 체열의 많음, 적음, 보통
- 건실도의 높음, 낮음에 따라 수많은 처방이 요구된다.

생리유형 별 처방

- 체열과 건실도가 포함된 것은 체열과 건실도의 정도에 따라 병리상태가 달라지고, 병리상태가 달라지면 적용처방이 달라지기 때문이다.
- 체열의 정도에 따라 순환과 호흡, 에너지대사 정도가 다르며 동일병인에도 병리가 달라진다
- 건실의 정도에 따라 순환과 호흡, 에너지대사 정도가 다르며 동일병인에도 병리가 달라진다

변비 병약도표는 이처럼 병인과 생리에 따른 수많은 처방을
일목요연하게 표로 정리하여 임상활용도를 높였다.

감초 한마디

방약합편 활투의 변비(便秘) 서술

변비 처방

- 변폐(便閉) : 통유탕(3-103)*. 삼화산(2-088).
- 혈결폐(血結閉) : 도인승기탕(3-013). 당귀승기탕(3-019)
- 기결폐(氣結閉) : 사마탕(3-104). 길경지각탕(2-134)
- 열폐(熱閉) : 방풍통성산(3-004). 사물탕(1-068)
- 이변폐(二便閉) : 방풍통성산(3-004). 양격산(3-021).
- 노인비(老人泌) : 제천전(1-078). 윤혈음(1-079). 교밀탕(1-080)

변비 본초

- 운동성 증가 : 대황, 센나, 동규자, 지각, 지실, 작약, 생지황, 당귀, 빈랑, 흑축, 천초, 황기, 파두, 망초, 피마자
- 자윤 공급 : 꿀, 마자인, 욱이인, 백자인. 도인, 행인, 육종용, 우슬, 호두, 대추, 당귀, 생지황, 상심자, 천궁
- 삽투압 하제 : 파두, 망초, 빈랑, 흑축, 차전자 등이 있다.
- 팽창성 하제 : 없다. 조상들은 체소 등 섬유질을 많이 먹어서 이런 류의 변비가 없었다.

---

* 3-103 : 하통 103번째 처방(1 : 상통, 2 : 중통, 3 : 하통).

2. 변비 상용 대표처방

1) 자윤탕

소승기탕 (대황, 후박, 지실)	+	이의환 (당귀, 생지황)
소화관의 운동성 증가		윤장, 윤활액 분비

2) 당귀윤조탕

대황감초탕 (대황, 감초)	+	윤장환 (당귀, 생지황, 도인, 마인, 홍화)
대장 및 소화관의 운동성 증가		보혈, 윤장, 윤활액 촉진

3) 당귀건중탕

소건중탕 (백작약, 계지, 감초, 생강)	+	당귀 단방
소화관의 운동성 증가		보혈, 윤장, 윤활액 촉진

1) 자윤탕

소승기탕 (대황, 후박, 지실)	+	이의환 (당귀, 생지황)
소화관의 운동성 증가		윤장, 윤활액 분비
대황, 후박, 지각에는 사하제로서 대변을 급격하게 이동시키는 약성이 있어 대변을 급격하게 이동시키기 때문이다.		생지황, 당귀에는 장액분비를 촉진하고 윤장작용을 통하여 대변을 부드럽게 나오게 한다

자윤탕이 왜! 변비의 대표처방일까?

이것은 변비의 원인은 병인과 생리유형에 따라 증상이 다르기 때문에 처방도 다르다. 자윤탕은 각종 원인에 의한 변비에 보편적으로 잘 치료되는 처방으로써 크게 2가지 약성으로 구성되어 있다.

자윤탕의 약초 구성과 효능

- 자윤탕은 대장의 운동성을 높이는 소승기탕에
  허약에 쓰는 보신제인 '이의환(당귀 생지황)'이 장액을 만들어
  윤장작용을 하여 대황의 자극성을 감소시킨다.

- 마찬가지로 마인 행인은 씨앗(종자)이므로
  자윤제로 대장의 윤장 작용을 도우며,
  지각, 빈랑은 지실 후박처럼 장의 운동을 도와 대변을 배출시켜 변비를 치료한다.

처방해설

중풍으로 인한 변비(便秘)와 일반인의 변비(便秘)에 사용한다.

대변이 굳은 형태의 변이나 토분상 같은 대변에도 사용한다.

변비로 인한 복통이나 변비를 겸한 항문통, 뇌경색 치료용으로 사용한다.

체력은 중간이나 중간 이상인 사람의 변비에 사용하며 만성변비에 많이 사용한다.

계지가작약탕 보다는 실증이거나 만성적일 경우에 사용하며 소승기탕 보다는 약간 덜 실증일 경우에 사용한다.

처방속의 소승기탕은 장운동을 급격히 증가시키고 의이환(당귀, 생지황)과 마인, 행인은 윤장작용을 한다.

원래 자윤탕은 중풍이 있으면서 변비가 있을 때 주로 사용하는 처방이다

뇌경색이 오면 미주신경이 약화되어 소화관의 운동성이 떨어지고
이로 인해 변비가 나타날 수 있다.
변비를 해결하지 못하면 뇌압상승요인이 되므로
변비를 치료하여 중풍을 완화하거나 치료하는 것이다.

2) 당귀윤조탕

대황감초탕 (대황, 감초)		윤장환 (당귀, 생지황, 도인, 마인, 홍화)
대장 및 소화관의 운동성 증가	+	보혈, 윤장, 윤활액 촉진
대황, 감초는 대장운동을 촉진하는 약성이 있어 소화관의 운동성을 증진시킨다		당귀, 생지환, 도인, 마인, 홍화는 장액을 분비하는 대장에서 윤장작용을 통하여 대항감초탕의 기능을 보완한다.

당귀윤조탕이 왜! 변비의 빈용 처방일까?

이것은 비교적 변비에 많이 사용하는 처방이기 때문이다.
당귀윤조탕 역시 크게 보아 2가지의 약성으로 구성되어 있다.

당귀윤조탕의 약초 구성과 효능

대황감초탕(대황, 감초)은 대장과 소화관 운동을 증진시킨다.
윤장환(당귀, 생지황, 도인, 홍화)은 대장에서 윤장작용을 하여 **대황감초탕의 기능을 보완한다.**

처방해설

당귀윤조탕은 대황감초탕에 윤장환을 더한 처방이다.
약간의 실증 변비에 사용하며 체열과 체력이 중이거나 중 이상일 때 사용한다.

대황감초탕은 변비에 의해 발생하는 식욕부진, 발열에 많이 사용하며 소아들의 음식이나 대변 적체로 인한 구토에도 사용한다.
대황감초탕의 군약인 대황은 대장의 운동성을 증가시켜 약간의 실증일 경우에 사용한다.
자윤탕이나 계지작약탕 보다는 체열이 약간 더 있거나 야간 실증일 때 사용한다.

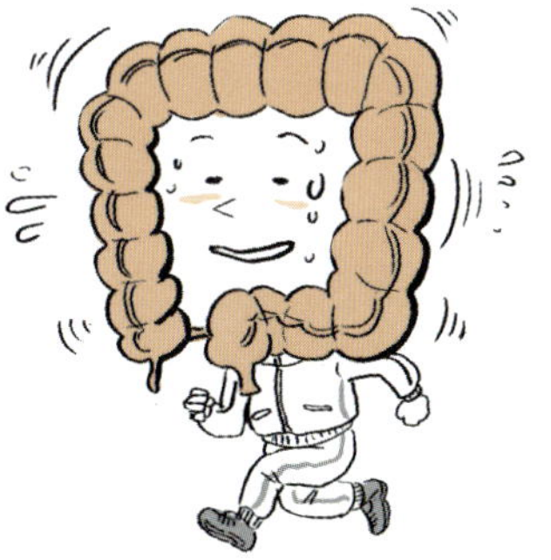

▶ 소화관의 운동성을 향상 시켜준다.

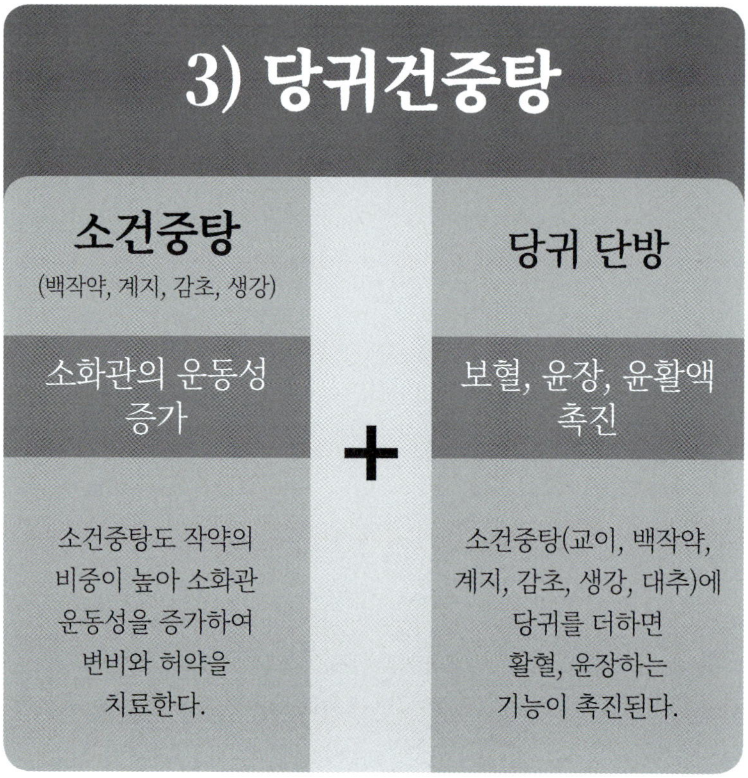

당귀건중탕이 왜! 변비의 빈용 처방일까?

이것은 비교적 변비에 많이 사용하는 처방이기 때문이다.
당귀건중탕 역시 크게 보아 2가지의 약성으로 구성되어 있다.

당귀건중탕의 약초 구성과 효능

- 소건중탕(교이, 백작약, 계지, 감초, 생강, 대추)에 당귀를 더한 것이며.
  당귀를 더하여 활혈, 윤장하는 기능이 높다.

- 소건중탕은 작약이 군약으로서 소화관의 운동성을 증진시킨다.
  더구나 보혈 활혈제인 당귀는 소화관 내에서 윤장작용을 하므로
  소건중탕의 기능을 돕는다.

처방해설

- 소건중탕에 당귀를 더해 변비를 치료한다.
  소건중탕의 군약인 작약이 소화관 전체의 운동성을 증가시키므로
  변비를 치료하지만 여기에 당귀를 더하여 활혈, 윤장시키므로서
  변비가 더 잘 치료된다.

TIP

1) 소건중탕은 원래 영양결핍을 겸한 허약, 식욕부진, 복통, 소아복통, 성장통에 많이 사용하는 처방이다.

2) 이 책의 변비 처방에는 전통적으로 변비에 사용된 처방과
예전에는 변비 처방에 쓰지 않았으나 그간의 경험과 약성을 활용하여
새로이 변비처방으로 활용한 처방도 있다.
이를 구별하기 위하여 변비문단의 뒷 부분에 처방의 활용사례들을 실었다.

3. 유형별 변비 병약도표

1 병인 병약도표

개요

병인(病因)이 다르면 병리(病理)상태가 다르고 이로 인해 치법과 처방이 다를 수 있다.
즉 동일한 증상, 증후, 질병에 치법과 처방이 다른 것은 병인에 따라
병리상태가 다를 수 있기 때문이다.

변비가 대장 평활근의 운동성이 미약해서 발생하는 경우도 있고,
배변때 소화관에서 분비되는 윤활액 역활을 하는 장액 부족으로 발생하는 경우도 있고,
이들 2가지가 복합되어 나타나는 경우도 있다. 이를 장액복합형 변비라고 한다.

또는 전신허약에 따라 장 평활근의 신축력이 저하된 장무력성 변비도 있고,
열병후나 열(熱)이 많아 대변의 수분을 과 흡수하여 나타나는 열실형 변비도 있다.
정신적 긴장이 원인이 되어 변비가 나타나는 경우도 있고,
대장이 위치한 골반강내 혈액이 부족하여 나타나는 골반 혈소형 변비도 있다.
이외에도 생리바탕이 달라서 노인에 잦은 노인성 변비. 임신변비, 소아 변1비도 있다.

변비란 증상은 같으나 원인이 다른 만큼 적용처방이 다를 수밖에 없는 것이다.
이들 변비의 원인을 병인으로 분류한 것이 1단계 병인 병약도표(病藥圖表)이다.

변비의 9가지 병인

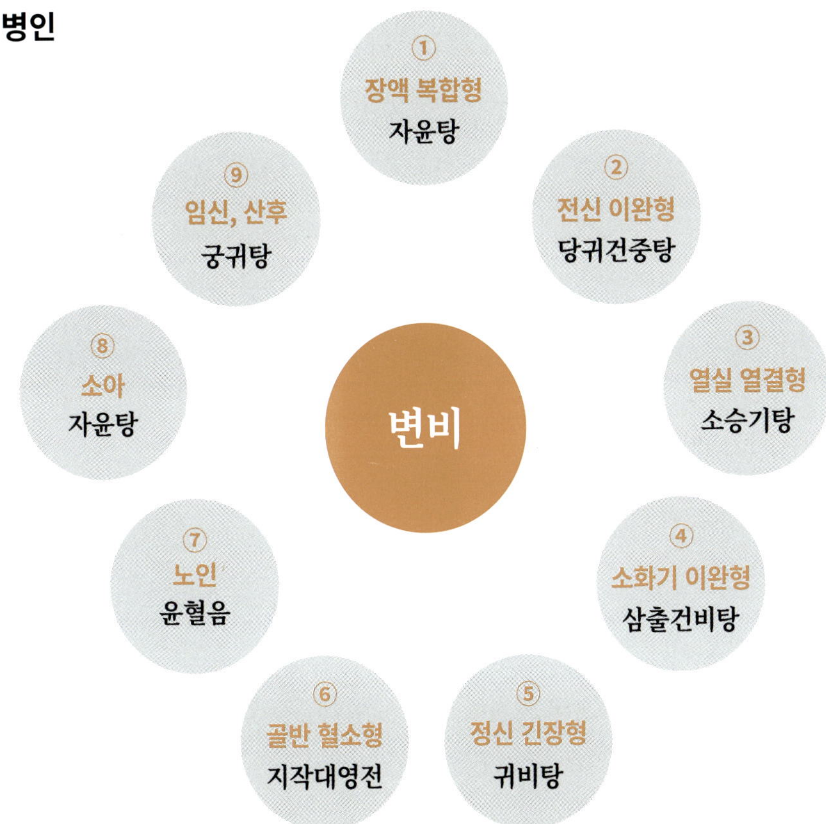

변비
① 장액 복합형
자윤탕
② 전신 이완형
당귀건중탕
③ 열실 열결형
소승기탕
④ 소화기 이완형
삼출건비탕
⑤ 정신 긴장형
귀비탕
⑥ 골반 혈소형
지작대영전
⑦ 노인
윤혈음
⑧ 소아
자윤탕
⑨ 임신, 산후
궁귀탕

기전(병인 병약도표)

병인	대표처방	발생기전 요약	치료기전 요약
① 장액 복합형	자윤탕	• 자윤(精) 부족으로 장평활근의 신축력 저하를 겸해 • 대변 이동과 장액분비가 적어서 배출력 약화 되어 변비가 발생	• 소승기탕이 대변의 빠른 이동을 한다. • 지각/빈랑으로 소장, 대장 운동 증가 • 이의환(당귀+생지황)과 마인, 도인으로 윤장작용을 활성화 시킨다.
② 전신 이완형	당귀건중탕	• 소화관의 평활근이 이완되거나 이완 뒤 긴장되어 변비 발생 • 전신 이완에 따른 소화기 근육의 이완으로 장의 운동성 약화되어 변비가 발생	• 소건중탕으로 소화관 전체의 운동성을 증가. 소화관 내 음식의 이동과 대변의 이동을 돕는다. • 당귀는 장액분비를 원활하게 나오도록 보조한다.
③ 열실 열결형	소승기탕	• 체열 과다로 인해 섭취한 음식물에서 수분이 과다 흡수되어 대변이 굳어져서 변비가 발생	• 대황으로 대장의 열실로 인해 적체된 대변을 급속히 배설시킨다. • 후박과 지실로 소/대장의 운동성 증가를 보완하여 배변을 촉진한다
④ 소화기 이완형	삼출건비탕	• 소화기 연약에 의한 소화기 근육의 이완으로 장의 운동성 약화로 배변이 잘 되지 않아서 변비가 발생	• 사군자탕으로 에너지를 증가시켜 전신과 소화기능을 향상시켜 장운동성을 증가시킨다. • 지실작약산과 평위산으로 소, 대장의 운동성을 증가시켜 배변을 증진한다.
⑤ 정신 긴장형	귀비탕	• 환경이 바뀌거나 정신적 긴장에 따라 장운동성이 떨어지면서 대변배출을 억제하여 변비가 발생	• 사군자탕으로 에너지를 증가시켜 심박출력과 순환을 활성 • 생리현상에 따라 대변배출을 억제 • 용안육/당귀/산조인으로 활혈 윤상, 장액 촉신
⑥ 골반 혈소형	지작대영전 (지실작약산+대영전)	• 대장이 포함된 하복의 골반강 내 혈행과 자윤 부족 • 이로 인한 소장, 대장의 운동성 저하로 변비 발생	• 정원음(숙지황,당귀,감초)으로 소화관 조직에 혈액과 자윤을 증가시킨다. • 지실작약산으로 소/대장의 운동성 증가 시켜 배변력을 증진시킨다.
⑦ 노인형	윤혈음	• 노화로 인한 기력, 혈행, 자윤 부족으로 대장의 운동성 저하 • 특히 장액의 분비 감소	• 우슬, 육종용, 당귀, 욱리인 등으로 장액분비 증가시키면서 • 지각으로 소화관 운동성을 증가시켜 노인성 장액 부족변비 치료한다
⑧ 소아형	자윤탕	• 소아들의 성장열로 인한 수분의 과다 흡수 • 대장의 운동성 일시 약화	• 소아의 성장열로 체열이 많아지면서 수분이 많이 필요하다. • 대황 지각, 빈랑으로 장운동성 증가 • 이의환(당귀+생지황)과 마인, 도인으로 윤장작용
⑨ 임신, 산후형	궁귀탕	• 임신으로 체온이 상승하여 체열이 많아지면서 수분의 과다 흡수로 인해 변비가 된다. • 출산 후 변비도 이와 같다.	• 당귀, 천궁으로 골반강 내 자궁의 혈행 증가 • 대장이나 대장 주위에도 혈액이 충분하게 전달되어 윤장작용으로 배변증진

1) 장액 복합형(腸漿液 複合形) 변비

병인	발생기전 요약	치료기전 요약	대표처방
장액 복합형	• 자윤(精) 부족으로 장평활근의 신축력 저하를 겸해 • 대변 이동과 장액분비가 적어서 배출력 약화 되어 변비가 발생	• 소승기탕이 대변의 빠른 이동을 한다. • 지각/빈랑으로 소장, 대장 운동 증가 • 이의환(당귀+생지황)과 마인, 도인으로 윤장작용을 활성화 시킨다.	**자윤탕**

처방해설

滋潤湯(下1) 治 風中臟 二便閉 先服此 後以[愈風散]調理 中臟二便閉(風)

當歸 生地黃 枳殼 厚朴 檳榔 大黃 麻仁 杏仁 各一錢 羌活 七分 紅花酒焙 三分

- 중풍으로 인한 변비(便秘)와 일반인의 변비(便秘)에 사용한다.
- 대변이 굳은 형태의 변이나 토분상 같은 대변에도 사용한다.
- 변비로 인한 복통이나 변비를 겸한 항문통, 뇌경색 치료용으로 사용한다.
- 체력은 중간이나 중간 이상인 사람의 변비에 사용하며 만성변비에 많이 사용한다.
- 계지가작약탕 보다는 실증이거나 만성적일 경우에 사용하며 소승기탕 보다는 약간 덜 실증일 경우에 사용한다.
- 처방속의 소승기탕은 장운동을 급격히 증가시키고 의이환(당귀, 생지황)과 마인, 행인은 윤장작용을 한다.

발생기전

- 뇌경색 등으로 중풍이 걸리면 뇌신경중 미주신경도 영향을 받게되며, 이로인해 소화기운동성이 둔화되거나 장애를 유발하여 변비가 발생하기도 한다.
- 몸이 극도로 약해지거나 노화가 되면 원활한 대변을 위한 장액의 분비가 감소하게 되어 변비가 발생한다.

변비 외 치료효과

- **배변통, 항문통,** 하복통, 혈변, 부종, 피로, 안구건조증, 속쓰림, 소화불량, 월경통

치험사례

자윤탕 **당귀 생지황 지각 후박 빈랑 대황 마인 행인** 각 4g **강활** 2.8g **홍화 주배(酒焙)** 1.2g

변비, 배변통(排便痛)

(남 57세 태음인 택시운전 174cm 74~76kg 서울시)

① 변비가 심하여 변을 볼 때마다 통증이 심하고 고통스럽다고 한다.
② 물을 많이 마신다.
③ 소화력은 왕성하다.

이 사람은 하루 종일 택시를 운전하는 택시운전사이다. 또한 외모나 여러 가지 신체조건을 보면 태음인으로 판단된다.
태음인은 대부분 대장의 기능이 좋지 않은 경향이 있으며 직업상 활동량이 적어 대장의 기능이 저하되어 변비가 발생한 것으로 보인다. 적체된 대변을 배출하기 위해서 승기탕류를 사용할 수도 있으나 나이가 50대 후반으로 부적합한 것으로 보고 자윤탕 1.5배량으로 10일분 20첩을 투약했다.

① 약을 복용하고 나니 변비가 사라지고
② 대변을 볼 때의 통증도 소실되었다.
③ 약 모두 복용 후도 계속 택시운전을 하면서 시일이 꽤 지났는데도 변비가 재발하지 않았다.

(이유석 선생-새로보는 방약합편)

변비(便秘) 2년, 더부룩

(여 25세 태음인 경기도 안양시 관양동)

• 보통 체격에 얼굴색이 희고 태음인으로 보이는 아가씨.
  ① 2년 전부터 변비가 심해 3일에 1번 대변을 본다.
  ② 배가 항상 더부룩하다.
  ③ 변을 보아도 시원하지 않고 배가 아프다.
  ④ 배가 많이 나와 있다.
  ⑤ 양약을 복용해도 효과가 없었다. 하복부(下腹部)가 항시 더부룩한 태음인 아가씨의 변비를 목표로 자윤탕 2배량으로 10일분 20첩을 지어주었다.

• 7개월 후에 다시 변비약을 지어달라고 한다. 경과를 확인해 보니,
  ① 약을 복용한 3~4일 후부터 변비가 소실되어 매일 대변을 보게 되고
  ② 속도 개운했다고 한다.

• 그런데 7개월뒤인
  ③ 20일 전부터 다시 대변이 잘 나오지 않고,
  ④ 대변을 보고 나서도 시원하지 않고
  ⑤ 배가 더부룩하다고 한다. 자윤탕 복용후 6개월간 변비가 없었으므로 이번에도 자윤탕 2배량으로 1제를 지어주었다.

(이종대-새로보는 방약합편)

적용사례

자윤탕 적용사례

(2017.7.24.기준)

1-1. **변비(便秘)** 여 25세 태음인

1-2. **변비(便秘), 부종(浮腫)** 여 38세 태음인

1-3. **변비, 배변통(排便痛)** 남 57세 태음인 택시운전

1-4. **변비, 혈변(血便), 속쓰림, 소화불량, 월경통** 여 태음성소음인

1-5. **변비(便秘)** 남 19세 소음인 173cm 60kg

1-6. **노인변비(老人便秘)** 여 77세

1-7. **소아변비(小兒便秘), 토분상(兎糞狀)** 남 2세 85cm10.5kg

1-8. **만성변비(慢性便秘)** 여 22세 태음인

1-9. **만성변비(慢性便秘)** 여 20세 소양인 대학생 158cm 52kg

1-10. **3년된 만성 변비, 부종** 여 57세 소양인 한국인 미국 LA

1-11. **심한 변비, 극심한 피로감** 여 56세 태음인 분식집경영

2-1. **피로(疲勞), 변비, 부종, 안구건조증** 여 32세 소양인160cm 64kg

3-1. **하복통(下腹痛), 변비(便秘)** 여 81세

4-1. **실패례-중풍변비(中風便秘)** 여 72세 태음인

4-2. **실패례-심한 변비(便秘)와 극심한 피로감** 여 56세 태음인

(30처방 한방생리. 빈용101처방. 새로보는 방약합편)

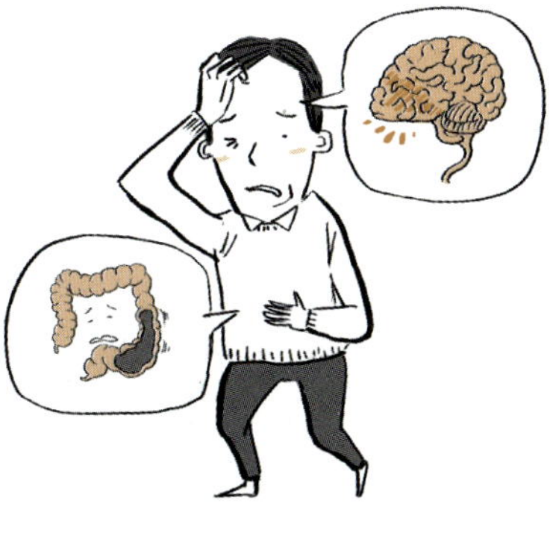

▶ 뇌혈관 질환으로 미주신경이 영향을 받아도 소화기 운동성이 둔화되어 변비를 유발하기도 한다.

2) 전신 이완형(全身 弛緩形) 변비

병인	발생기전 요약	치료기전 요약	대표처방
전신 이완형	• 소화관의 평활근이 이완되거나 이완 뒤 긴장되어 변비 발생 • 전신 이완에 따른 소화기 근육의 이완으로 장의 운동성 약화되어 변비가 발생	• 소건중탕으로 소화관 전체의 운동성을 증가. 소화관 내 음식의 이동과 대변의 이동을 돕는다. • 당귀는 장액분비를 원활하게 나오도록 보조한다.	**당귀건중탕**

처방해설

當歸建中湯(上45) **治 虛勞 裏急 腹痛 夢遺 咽乾. 血瘀 加當歸 名[當歸建中湯]** 虛痛(腹) 虛痛(胸) 寒疝(前陰)白

芍藥 五錢 桂枝 三錢 甘草炙 一錢 薑五片 棗四枚 黑糖 一兩 熔化服

- 소건중탕에 당귀를 더한 처방이다.
- 혈허(血虛)를 겸한 허약(虛弱)과 이로 인한 요통(腰痛), 복통(腹痛), 변비(便秘), 빈혈(貧血)에 사용한다.
- 소아의 혈허를 겸한 성장통(成長痛), 식욕부진(食慾不振), 성장부진(成長不振), 오줌싸개, 몽유(夢遺) 등에도 사용한다.
- 전신의 이완에 따른 소화기 근육의 이완으로 장의 운동성이 약화되어 음식의 이동의 느려지거나 쌓여서 변비가 되는 경우에 사용한다.
- 소건중탕을 변비에 많이 사용하나 당귀를 더하여 윤장을 더한 것이다.

발생기전

- 전신의 이완에 따른 소화기 평활근의 이완으로 장의 운동성이 약화되며 이로 인해 음식이나 대변의 이동이 느려지게 되므로 이로 인해서 변비가 생길 때 사용하는 것이다. 전신이완의 경우는 허약이 원인이 되어서 발생하는 경우가 많다.
- 이러한 경우는 대장 자체의 운동성 뿐 아니라 소화관 전체의 운동성을 증가시켜서 음식물과 대변의 이동을 도와 치료를 해야 한다. 따라서 소화기 운동을 증진시켜 변비를 치료하면서 이것이 전신 건강에 도움이 되는 경우가 많다.

변비 외 치료효과

- **복통, 성장통, 식욕부진, 소아허약,** 성장부진, 족번열, 피로, 쥐, 복직근구급, 견비통, 코피, 야제, 감기빈발

치험사례

당귀건중탕(상45) **백작약** 20g **계지** 12g **감초(자)** 4g **흑당**40g **당귀**8g **강5 조4**

소아 토분상 변비 (여 4세 서울시 자양구 자양동)

① 4개월전부터 변비가 심하여 건국대병원에서 치료를 받고 있으나 낫질 않는다.
② 대변은 토끼똥 처럼 딱딱하다.
③ 어린아이라 한약 탕액을 마시는 것이 쉽지않다. 소화기 운동성과 장액의 부족을 겸한 것으로 보고 늘 하든대로 당귀건중탕 과립제를 1회 9g씩 1일 3회 10여일 분을 지어주었다.

당귀건중탕을
① 7일정도 복용 뒤부터 변비가 사라지면서 정상적으로 대변을 보았고
② 토끼똥과 같은 대변형태도 정상변으로 바뀌었다.
③ 이후 같은 약으로 3주일을 계속 복용하였고 이후 6개월이 지날 때까지 변비가 재발하지 않았다.

(문성근 선생-이종대 자료집)

노인변비(老人便秘) 남 70세 (소건중탕 + 인삼)

① 수일 동안 대변이 통(通)하지 않고
② 상역목현(上逆目眩) 증상이 있다.
③ 하제(下劑)(실증약)를 쓰니 통증이 있으면서 다시 변비가 되었다.
④ 윤제(潤劑)를 쓰니 호전되지 않고 상역(上逆)이 더 심해진다.
⑤ 심하비경(心下痞硬)하고 소복(小腹)은 무력하다.

하제와 윤제를 사용해도 호전되지 않는 노인 변비를 목표로 소건중탕에 인삼 2돈을 더하여 지어주었다. 지어간 약을 복용한 뒤에는 대변이 쾌통(快通)했으며 그 뒤로 이 노인의 변비는 완치되었다.

(주갑덕 선생-새로보는 방약합편)

적용사례

당귀건중탕 변비 적용사례

1. **소아 토분상 변비** 여 4세 서울시 자양동
2. **노인변비**(老人便秘) 남 70세 (소건중탕 + 인삼)
3. **몽유병**(夢遊病), **무서움, 잠꼬대, 변비**(便秘) 남 8세 소양인 (귀기건중탕)
4. **위장기능 무력성 변비** 여 18세 (소건중탕. 고방강해)
5. **토끼똥 변비, 탈항, 배변기피** 여 3세 (소건중탕. 고방강해)
6. **소아짜증, 대변난**(大便難), **감기빈발, 성장통**(成長痛), **복통, 도한**(盜汗), **식욕부진, 혈색불량** 여 7세 120cm 20kg (귀기건중탕)

(새로보는 방약합편)

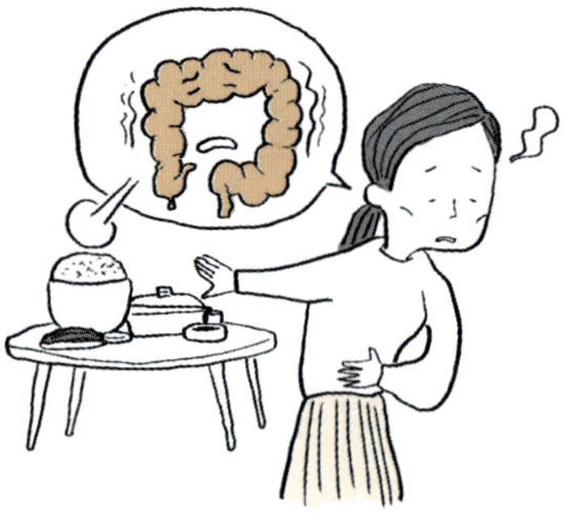

▶ 소화기 근육이 이완되서 음식의 이동이 느려지면 변비가 온다.

3) 열실 열결형(熱實 熱結形) 변비

병인	발생기전 요약	치료기전 요약	대표처방
열실 열결형	• 체열 과다로 인해 섭취한 음식물에서 수분이 과다 흡수되어 대변이 굳어져서 변비가 발생	• 대황으로 대장의 열실로 인해 적체된 대변을 급속히 배설시킨다. • 후박과 지실로 소/대장의 운동성 증가를 보완하여 배변을 촉진한다	**소승기탕**

처방해설

小承氣湯(下8) 治 傷寒裏證 小熱 小實 小滿 宜緩下者. 傷寒論: 大便必硬 硬則譫語 小承氣湯主之. 裏症(寒)

大黃 四錢 厚朴 枳實 各一錢半

- 고열의 질환을 앓고난 뒤 나타나는 변비에 사용한다.
- 체열이 많은 실증의 변비(便秘)에 사용한다.
- 변비로 인한 고창증(臌脹證), 하복팽만(下腹膨滿), 두중(頭重), 정신질환(精神疾患) 등에도 사용한다.
- 변비로 인한 복통(腹痛)이나 방귀냄새가 고약한 경우에도 사용한다.

발생기전

- 체열의 과다로 수분이 많이 필요해지자 섭취한 음식물에서 수분을 과다 흡수하는 과정에서 대변이 굳어서 변비가 되는 경우에 사용한다.
- 고열성 열병을 앓는 경우 그로인한 체액의 확보가 필요해지고 소,대장에 섭취된 음식물에서 수분을 흡수하게 된다. 또는 평소 체열이 많은 사람의 경우 오래동안 대변을 못보면 대변이 굳어 있을때 사용한다.
- 이럴 경우 과잉 흡수가 일어날 수도 있고 이로 인해 대변이 굳어지므로 대변의 이동이 느려져 변비가 발생한다. 이를 열실 열결형 변비라 한다.
- 이 경우는 강한 사하제를 사용하기도 하고 사하제가 너무 과하여 장 문제가 발생할 경우에는 사물탕 같은 자윤제 혹은 보혈제 등을 겸복하여 사용하여 변비를 치료하게 된다.

변비 외 치료효과

- **고창, 두통, 두중, 심번, 고열,** 경련, 양광

치험사례

소승기탕 대황 16g 후박 지실 각 6g

변비 두중(頭重), 소변적(小便赤)

(여 21세 소양인 경기도 안양시 호계동)

보통 키에 약간 살이 쪘으며 소탈한 성격의 건실한 약제사인 아가씨의 표정이 무거운 것이 좋지 않았다.

① 일어날 때부터 지금까지 머리가 몹시 무겁고 띵하게 아프다.

② 평소 변비가 없고 매일 대변을 잘 보았었는데, 며칠 전부터 대변을 잘 못 보았으며,

③ 오늘 아침에는 변의(便意)는 있는데 대변을 조금밖에 보지 못했다.

④ 어제 점심에 라면을 먹고 목과 명치의 중간 지점인 전중(膻中) 부위가 몹시 아팠으며 저녁에도 라면을 먹고 난 후 역시 전중(膻中) 부위와 식도가 몹시 아픈 뒤에 속이 거북했다.

⑤ 전에는 대변을 보면 되고 모양이 좋았으나, 오늘 아침에는 모양은 비슷하나 대변에 점액성이 부족한 듯 푸석하다.

머리가 무거운 증상이 변비와 하복에 가스가 울세(鬱滯)되어 발생했다고 보고 소승기탕에 창출을 더하여 3첩을 지어주었다.

① 한 첩을 급히 달여 먹고 나니 숨을 못 쉴 정도로 심하게 10초 정도 배가 아팠으며,

② 몸에서 열이 나고 전신이 나른해지며,

③ 아침과 같이 여전히 머리가 무겁고 몸이 불편했다. 이때 배가 아픈 것은 약을 복용하여 급격한 장 운동으로 발생하는 것이므로 크게 염려하지는 않았다.

④ 10분 후 어지럽다며 누워서 1시간 정도 자고 일어나더니, 약간의 두중(頭重)은 있었으나 한결 가벼워져서 지낼 만하다.

⑤ 이때 방귀도 서너 번 나왔으며

⑥ 냄새가 평소와 달리 아주 고약했다고 한다.

나머지 2 첩을 점심과 저녁에 나누어 먹었다.

⑦ 다음날 아침엔 어제 아침보다는 훨씬 나았으나 어제 저녁보다는 머리가 띵하게 무거웠으며

⑧ 매일 보던 대변도 마렵지 않아 보지 못했다.

⑨ 다음날 아침에 일어나니 머리가 약간 띵했으며

⑩ 출근한 후 배가 10초 정도 몹시 아프더니 대변이 마려워서 화장실에 갔더니 평소보다 가늘고 묽은 대변을 보았다.

⑪ 그 후로 두중(頭重)이 괜찮아졌다.

⑫ 대변은 냄새가 심하게 났으며

⑬ 소변은 여전히 붉게 나왔다.

⑭ 4일째 아침부터는 두중(頭重),

⑮ 대변을 보지 못하는 것,

⑯ 소변이 붉은 것이 모두 정상이 되었다.

(이종대-새로보는 방약합편)

고창(鼓脹), 변비(便秘)

(여 36세 연약한 소양인 주부 서울시 서대문구 북가좌동)

매일 아침 대변이 한 번에 시원하게 나오지 않아서 2~3번 연속하여 본다. 연약하고 피부가 희고 마른 형이며, 며칠 전 풍치통으로 계속 아파서 귀비탕에 죽여를 더한 처방 2첩을 복용하고 있는 중이다.

① 4일 전부터 대변이 마렵지 않아서 매일 보던 대변을 못 보고 그냥 지내 왔다.

② 4일째는 아랫배가 팽만(膨滿)하여 마치 바가지를 엎어 놓은 듯 튀어나와 있다.

③ 가슴이 번거로우면서 앞머리가 띵하다.

④ 배꼽 이하 아랫배가 고무풍선처럼 부풀었는데, 평소보다 아랫배의 높이가 3cm정도 더 높았다.

4일간 대변을 보지 못하여 발생한 하복팽만(下腹膨滿)을 목표로 소승기탕을 사용하기로 하고 대황, 후박, 지실 2돈에 윤장(潤腸)과 대황의 약성을 다소 완화하고자 당귀와 감초를 2돈씩 더하여 2첩을 투여했다.

① 아침 9시경에 1첩을 복용하고 나니 아무런 변화가 없어서,

② 1시간 후에 다시 1첩을 먹고 나니 다음 날부터는 종전처럼 정상적인 대변을 보았으며

③ 고약한 방귀나 대변 냄새도 없어졌다. 소승기탕 2첩으로 4일간의 변비와 하복팽만이 완전히 치료되었으며

④ 이후로는 증상이 없었다.

(이종대-새로보는 방약합편)

적용사례

소승기탕 변비 적용사례

1-1. **완고한 변비**(便秘) 남 70세
1-2. **고창**(鼓脹), **변비**(便秘) 여 36세 연약한소양인
2-1. **두중**(頭重), **소변적**(小便赤) 여 21세 소양인
3-1. **전신경련**(全身痙攣) 남 2세 태양인
4-1. **수족마비**(手足麻痹), **두통**(頭痛) 여 21세 태음인
5-1. **광증**(狂症) 남 26세 태음성소양인 177cm 74kg
6-1. **변비, 천만, 부정맥** 남 55세 이근춘선생
7-1. **변비, 복만, 복수, 복통** 여 장모님 김구영선생-병인론
8-1. **부작용** 남 28세소양성태음인 180cm 80kg

(30처방 한방생리. 빈용101처방. 새로보는 방약합편)

감초 한마디

• 열실(熱實) 열결형 변비는 체열이 높아서 높은 체열에 필요한 수분을 대변에서 과잉흡수 하기 때문에 대변이 굳어 나타나는 변비유형이다. 대부분 열성병에 걸릴 경우 체열과다에 따른 수분공급으로 인해 생기며, 그래서 급성전염성 열병을 치료한 상한론에 열성변비에 사용하는 처방이 많이 있다.

• 대승기탕 소승기탕 당귀승기탕 도인승기탕 조위승기탕 등 승기탕 류가 있으며 모두 대장의 급격한 작용을 하는 대황이 포함되어 있는 처방들이다.

• 물론 대황보다 열실하고 사하작용도 있는 망초가 포함된 처방도 있고 대황과 망초가 포함되어 있으면서 발표이뇨하기 작용이 있는 방풍통성산과 대황보다는 약하나 소화관 전체를 운동시키는 작약이 군약인 계지가작약탕도 있다.

실증 변비	
열실형	일반형
대황 대황+망초	작약, 지각 지실, 파두

4) 소화기 이완형(消化器 弛緩形) 변비

병인	발생기전 요약	치료기전 요약	대표처방
소화기 이완형	• 소화기 연약에 의한 소화기 근육의 이완으로 장의 운동성 약화로 배변이 잘 되지 않아서 변비가 발생	• 사군자탕으로 에너지를 증가시켜 전신과 소화기능을 향상시켜 장운동성을 증가시킨다. • 지실작약산과 평위산으로 소, 대장의 운동성을 증가시켜 배변을 증진한다.	삼출건비탕

처방해설

蔘朮健脾湯(上21) **健脾 養胃 運化飮食. 補益(內傷)**

人蔘 白朮 白茯苓 厚朴 陳皮 山査肉 各一錢 枳實 白芍藥 各八分 砂仁 神麴 麥芽 甘草 各五分 薑三片 棗二枚

- 소화기가 연약한 사람의 소화기 보약으로도 사용한다.
- 소화력이 약한 사람의 식욕부진(食慾不振), 소화불량(消化不良), 변비(便秘), 대변불규칙(大便不規則) 등에 사용한다.
- 소화기가 약하면서 변비경향이 있거나 대변이 불규칙 적인 사람의 소화불량에 사용한다.
- 어린이의 식욕부진을 겸한 변비(便秘)에 많이 사용한다.
- 과민성 대장증후군 등에도 사용한다.

발생기전

- 대부분 인체의 에너지가 부족하게 되면 근섬유의 신축력이 약해져 소화관 평활근의 신축력 또한 떨어지게 된다.
- 이로 인해 소화기가 약하여 소화기 근육의 이완으로 장의 운동성이 약화되고 음식의 이동의 느려지거나 쌓여서 변비가 되는 경우에 사용한다.

변비 외 치료효과

- **소화기허약, 소화불량, 식욕부진,** 식체빈발, 복통, 속쓰림, 명치통, 변불규칙, 구취, 두중, 신중, 면부종

치험사례

삼출건비탕 인삼 백출 백복령 후박 진피 산사육 각 4g 지실 백작약 각 3.2g 사인 신국 맥아 감초 각 2g 강2 조2

소아변비, 혈색불량(남 9세 소양인 서울시)

마른 편이고 잠시도 가만히 있지 않으며 강단이 있어 보인다.

① 3년 전부터 변비가 매우 심하여 관장을 안 하거나 변비약을 먹지 않으면 전혀 대변을 보지 못한다.
② 역시 3년 전부터 밥을 거의 먹지 않으며, 하루 종일 한 숟가락을 먹을 정도이다.
③ 아이가 마르고 혈색이 없고 몸이 비비 돌아간다.

9살 된 소양인 어린이의 완고한 변비와 식욕부진이 허약으로 인한 소화관의 운동성 부족으로 나타난 것으로 보고 삼출건비탕 2배량으로 10일분 20첩을 지어주었다.

20일 뒤에 어머니와 함께 내방했다.

① 요즘은 변비약을 먹거나 관장을 하지 않아도 대변을 3일에 1번씩 보며,
② 밥도 아주 잘 먹는다.
③ 밥을 잘 먹으니 혈색도 돌고 얼굴에 살도 약간씩 붙는다.

심한 변비와 식욕부진으로 그간 별 방법을 다 써봤지만 뾰족한 방법이 없었는데, 이제는 살 것 같다며 약을 더 지어달라고 요청했다.

(이종대-새로보는 방약합편)

변비(便秘)

(여 47세 소양성태음인 교수 서울시 구로구 개봉동)

보통 체격에 이마가 약간 나온 필자의 이모.

① 10년 이상 된 변비가 있다. 변이 된 편이며 토끼똥처럼 나온다.
② 최근 얼굴에 잡티가 많이 나며, 특히 이마에 잡티가 심하다.
③ 아침에 손바닥에 열이 난다.
④ 최근 위염(胃炎), 십이지장염으로 병원에 입원한 적이 있다.
⑤ 평소에 식욕이 별로 없으며 식사 때가 되면 하루 두 끼 정도 겨우 먹는 정도이다.
⑥ 소화가 잘 안 되는 편이며 속이 더부룩하고 가스가 차며, 식전, 식후에 꾸르륵거린다.
⑦ 저혈압의 경향이 있고, 피곤(疲困)하고 아침에 잘 못 일어나며 기운이 없고 몸이 무겁다.
⑧ 뒷목이 뻐근하고 어깨가 결리고 눈이 피로하다.
⑨ 잠귀가 밝아서 잘 깬다.
⑩ 냉대하(冷帶下)가 약간 있고, 월경 중에 허리가 아프고 몸살기가 있다.
⑪ 추위와 더위를 탄다.
⑫ 피곤할 때 소변에서 냄새가 난다.

피로와 신경과다로 인해 소화기 운동성이 저하되어 발생한 변비와 소화불량을 목표로 삼출건비탕으로 10일분 20첩을 지었다. 13일 뒤 확인하니.

① 약을 복용한 후 시원하지는 않지만 거의 매일 변을 본다.
② 현재는 하루에 조금씩 두 번 본다.
③ 대변의 형태는 보통 상태로 시커멓게 나온다.
④ 얼굴의 잡티는 많이 사라졌으나 약간 남아 있다.

(최선경선생-새로보는 방약합편)

적용사례

삼출건비탕 변비 적용사례

3-1. **소아변비(小兒便秘), 식욕부진** 남 9세 소양인
3-2. **변비(便秘)** 여 24세 소양성소음인
3-3. **변비(便秘)** 여 47세 소양성태음인
3-4. **변비, 근육경련(쥐), 속쓰림, 구내염,** 여15세
3-5. **변비, 소변빈삭, 소화불량, 현훈** 여 21세 소음인
4-1. **소아복통, 대변불규칙** 여 5세 소양성태음인
4-3. **속쓰림, 변비(便秘)** 여 31세 소음인
4-4. **견통, 식체빈발, 변비, 신중, 속쓰림** 여 29세
4-5. **피로 변비(便秘)** 여 42세 소음인 157cm 51kg

(빈용101처방. 새로보는 방약합편)

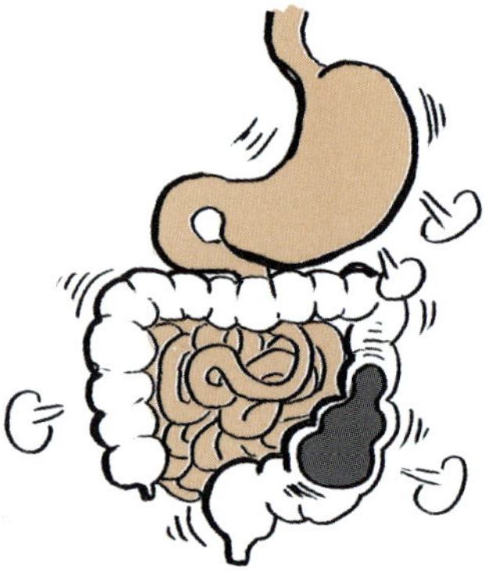

▶ 소화관 전체의 운동성을 증가시키면 대변의 이동도 원활해진다.

5) 정신 긴장형(精神 緊張型) 변비

병인	발생기전 요약	치료기전 요약	대표처방
정신 긴장형	• 환경이 바뀌거나 정신적 긴장에 따라 장운동성이 떨어지면서 대변배출을 억제하여 변비가 발생	• 사군자탕으로 에너지를 증가시켜 심박출력과 순환을 활성 • 생리현상에 따라 대변배출을 억제 • 용안육/당귀/산조인으로 활혈 윤장, 장액 촉진	**귀비탕**

처방해설

歸脾湯(上66) **治 憂思 勞傷心脾 健忘 怔忡 又治 每觸遺精 健忘(神) 不睡(夢) 崩漏(婦人帶下) 鬱火 (婦人月經)** 濕痒(前陰) 陰戶出(前陰) 每觸遺精(精) 不禁(小便) 陰虛面浮(面) 勞傷吐血(血)

當歸 龍眼肉 酸棗仁炒 遠志 人蔘 黃芪 白朮 白茯神 各一錢 木香 五分 甘草 三分 薑五片 棗二枚

- 전신허약(虛弱)이나 심장기능이 저하되어 골반의 말초까지 충분한 혈액공급을 하지 못하고 나타난 허약성 변비에 사용한다.
- 질건조나 성교통, 성교출혈에도 사용한다.
- 연약한 사람이 신경을 많이 쓰거나 지속적으로 스트레스를 받은 결과 몸이 허약해지고 말초까지 혈액이 충분하지 전달되지 못해 발생하는 수족저림 피부건조, 수장건조, 족장균열, 설열(舌裂), 이명(耳鳴), 갑상선기능저하 자궁출혈 등에 사용한다.
- 심장이 약하거나 피부가 곱고 연약한 사람에게 적합하다.
- 손발톱 균열이나 변형에도 사용한다.

발생기전

- 환경이 바뀌거나 정신적 긴장으로 인해 영양원을 확보 할려는 생리현상에 따라 대변배출을 억제하는 경향을 가진 변비에 사용한다. 또는 노화나 전신이완으로 인하여 복강내 혈관이 이완되어 나타나는 장무력성 변비에도 사용한다.
- 정신이 긴장이 되면 전신이 긴장을 하게 되고, 그로 인해 근육의 신축성이 저하되어 소화기 균육인 평활근도 긴장되어 운동성이 감소하여 변비가 되기도 한다.

이러한 경우 평활근도 영향을 받아 긴장되거나 긴장 후 이완되어 운동성이 저하되게 되므로 변비가 발생하게 된다.

주로 여행을 가거나 시댁에 방문하게 될 경우 발생하게 되는 변비도 이에 속하게 된다. 이는 새로운 환경에 대한 불안정으로 대변을 내보내지 않으려 하는 인체의 생리작용이기도 하다.

변비 외 치료효과

- **수족저림, 피부건조, 수장건조, 질건조, 손톱균열, 손발톱변형, 발꿈치 균열,** 주부습진, 혈관연약, 자반증, 수장한, 수족번열, 이명, 풍치통정충, 경계, 불안, 우울, 흉비, 천면, 불면, 건망, 탈모, 구미, 지절통, 무력성변비, 갑상선기능저하증, 갑상선기능항진증, 한포진, 설열, 순건, 밤소변

치험사례

귀비탕 **당귀 용안육 산조인(초) 원지 인삼 황기 백출 백복신** 각 4g **목향** 2g **감초** 1.2g **강5 조2**

혈색불량, 변비, 손끝갈라짐

(남 13세 소음인 서울시 구로구 시흥동)

항상 혈색이 좋지 않고 소음인으로 보이는 필자의 조카.

① 겨울이면 손끝과 발뒤꿈치가 자주 갈라진다.
② 입술이 잘 튼다.
③ 대변은 늘 토끼 똥처럼 단단하다.
④ 대변을 보려고 하지 않아, 변이 마려워도 항상 발뒤꿈치로 항문을 막으면서 화장실에 가려고 하지 않는다.
⑤ 근래에는 부모들의 성화로 제때에 대변을 본다.

손끝과 발뒤꿈치가 갈라지는 증상을 목표로 활혈윤조생진음으로 10일분 20첩을 지어주었다. 약을 모두 복용했으나 증상이 여전했다. 그런데 식욕이 좋아져서 밥을 잘 먹는다고 한다.

그래서 이번에는 입술이 트고 변비이므로 귀비탕 본방으로 10일분 20첩을 지어주었다.

① 약을 복용한 후로 혈색(血色)이 좋아졌다.
② 또한 손가락 끝과 발뒤꿈치 갈라지는 것은 없어졌으나,
③ 입술이 트는 것은 여전하다. 다시 귀비탕 본방으로 10일분 20첩을 지어주었다.

6개월을 관찰해 보니,

④ 전보다 몸이 많이 튼튼해지고
⑤ 혈색이 좋아졌다.
⑥ 토끼 똥처럼 단단하게 나오던 변비도 없어졌으며, 몸이 전체적으로 많이 좋아졌다.

(이종대-새로보는 방약합편)

변비, 피부건조, 주름, 피로, 발톱변형, 풍치(風齒)
(여 59세 태음인 주부 서울시 송파구 가락동)

보통 키와 체격이며 태음인으로 필자의 어머니. 이모에게 귀비탕을 투여한 후에 변비가 거의 정상으로 개선되었다는 소식을 듣고 약을 복용하고 싶다고 하셨다.

① 7~8년 간 매일 변비약을 복용하고 있다.
  ㉠ 변비약을 복용하지 않으면 대변을 전혀 볼 수 없다.
② 피부가 건조하고 하얗게 일어난다. 특히 지난겨울에는 피부가 하얗게 떨어질 정도였다.
③ 엄지발톱이 살을 파고들어 누르기만 해도 아픈데, 구두를 못 신을 정도이다.
④ 예전에 위궤양을 심하게 앓은 적이 있다.
⑤ 산후에 치아(齒牙)가 약해진 편이고, 피곤하면 잇몸이 들뜨고 부으며, 잇몸에서 액체가 나오곤 했다.

변비와 피부건조를 목표로 귀비탕 2배량으로 10일분 20첩을 투약했다. 약을 모두 복용한 후에 확인하니

① 변비가 개선되어 변비약을 복용하지 않아도 매일 정상 대변을 본다.
② 피부가 부드러워지고 윤기가 난다.
③ 주름도 개선되었으며 화장도 잘 받는다.
④ 피로감이 덜하다. 피로하여 매일 낮잠을 잤었는데 낮잠을 자지 않아도 피곤하지 않다.
⑤ 발톱을 누르면 아프던 것이 호전되어 편안해졌다.
⑥ 피곤하면 잇몸이 들뜨고 부으면서 액체가 나오던 것이 소실되었다.

(최선경 선생-새로보는 방약합편)

적용사례

귀비탕 변비 적용사례

9-1. **만성변비(慢性便秘)** 여 25세 소음인 160cm 50kg
9-2. **변비(便秘)** 여 42세 태음인
9-3. **변비(便秘), 다몽(多夢), 비듬, 견비통(肩臂痛), 여드름** 23세 열성태음인 182cm 85kg
9-4. **변비(便秘), 수족저림, 항강(項强), 견통(肩痛)** 여 48세 소양성태음인
9-5. **변비(便秘), 피부건조(皮膚乾燥), 주름, 피로(疲勞), 발톱변형, 풍치(風齒)** 여 59세 태음인
9-6. **혈색불량(血色不良), 변비(便秘), 손끝갈라짐** 남 13세 소음인
9-7. **여드름, 변비(便秘), 속쓰림, 포만(飽滿)** 여 21세 태음인
9-8. **불면(不眠), 변비(便秘)** 여 50세 태음인
9-9. **소화불량, 식체빈발, 변비** 여 23세 태음인

(30처방 한방생리. 빈용101처방. 새로보는 방약합편)

6) 골반 혈소형(骨盤 血小形) 변비

병인	발생기전 요약	치료기전 요약	대표처방
골반 혈소형	• 대장이 포함된 하복의 골반강 내 혈행과 자윤 부족 • 이로 인한 소장, 대장의 운동성 저하로 변비 발생	• 정원음(숙지황,당귀,감초)으로 소화관 조직에 혈액과 자윤을 증가시킨다. • 지실작약산으로 소/대장의 운동성 증가 시켜 배변력을 증진시킨다.	**지작대영전** **(지실작약산 + 대영전)**

처방해설

枳芍大營煎(上47) **景岳全書 方藥合編 : 眞陰虧損 及婦人經遲血少 筋骨心腹疼痛** 經遲(婦人月經) 通治(虛勞)
熟地黃 三~五~七錢 當歸 二~三~五錢 枸杞子 杜冲 各二錢 牛膝 一錢半 肉桂 一~二錢 炙甘草 一~二錢

- 정혈(精血)의 결핍으로 인한 월경중단인 경지(經遲)나 월경 격감인 경소(經少), 불임(不姙)에 사용한다.
- 정혈허로 인한 요통(腰痛), 전신통(全身痛), 지절통(肢節痛) 등에 사용하고 자궁발육부진, 고령불임(不姙), 유방빈약 등에도 쓴다.
- 소화력이 좋은 사람에게 적합하다.
- 소활혈산(작약 단방)이나 지실작약산(지실작약)을 더하여 골반강에 정혈이 부족하여 발생하는 만성적인 변비에 사용한다.

발생기전

- 대장이 포함된 하복의 골반강 내에 혈행과 자윤이 부족하여 이로인해 장의 운동성이 낮아지면서 장액의 분비가 감소하여 나타나는 변비에 사용한다.
- 복강내에 혈액이 감소하면 혈액을 통하여 전달되는 영양도 부족하게 된다. 결국은 대장의 운동성도 부족해 질수 있고 동시에 장액 분비량 또한 감소 할 수 있다.

변비 외 치료효과

- **경지, 경소, 생리중단, 불임, 유방발육 부진, 요통, 엉치통,** 전신통, 지절통, 하지통, 생리통, 대하, 하복통, 수족저림

치험사례

지작대영전 **숙지황** 12~20~28g **당귀** 8~12~20g **구기자 두충** 각 8g **우슬** 6g **육계** 4~8g **자감초** 4~8g

변비, 생리불순, 야간소변

(여 15세 중2 155cm 55kg 대전시 서구 만년동)

① 월경은 2~3달에 한번, 기간은 6일간, 3-4일 위주로 나온다. 월경량은 많다. 월경통은 배가 아픈데 심하지는 않다.
② 손발이 특히 발이 차다. 여름에도 차며 겨울에 생리때는 양말신고 잔다.
③ 허리가 아프다. 일어설 때, 앉아있다가 누울때 허리가 아프다.(굽혔다가 펴는 동작때) 오래 앉아있거나 반듯하게 앉아있어도 허리가 아프다. 약간 옆과 앞으로 구부정하게 앉아 있다.
④ 13년 전부터 변비가 있다. 2~3년전부터 3일에 한번 보며 예전엔 10일에 한번씩 봤다.
⑤ 늘 관장약을 소지했고 변을 파내기도 했다. 변이 된 양상이고 굵다. 수분도 없는 편이다. 변기가 막힐 정도로 굵고 크다. 엄마가 변을 잘라야 변이 내려간다.
⑥ 추위는 많이 탄다.
⑦ 땀은 별로 안난다.
⑧ 찬물과 아이스크림을 좋아한다.
⑨ 식욕은 좋은데, 식사량은 반공기이다. 조금만 먹어도 배부르다. 편식으로 야채를 안 좋아하고 기름진 고기를 좋아하는데 많이 먹지는 않는다. 습관적으로 물을 마신다.
⑩ 잠은 바로 잔다. 잠은 12시~7시. 꿈을 꾼다.
⑪ 7일중 4일은 깨면 소변을 본다. 초등 4년까지 매일 야뇨증이 있었다. 비뇨기과 다녀서 없어졌다.
⑫ 활달하고, 잘웃고. 적극적, 친구가 많다.
⑬ 봄가을에 감기 잘 걸린다.

식욕이 좋은 여성의 경지, 요통, 변비를 목표로 대영전을 본방으로 연이어 2제를 투약하였다.

① 1제 복용 후 생리를 했다.
② 손발이 찬 것은 여전.
③ 허리 아픈 것도 여전.
④ 변비는 2일에 한번씩, 가끔 3일에 한번씩 보고, 변이 가늘어 졌다. 변을 자르지 않아도 내려간다.
⑤ 전에는 약 먹이기가 힘들었는데 지금은 스스로 약을 찾는다.
⑥ 자다가 소변보는 것이 없어졌다.
⑦ 잠을 안깬다.
⑧ 생리가 정상화 되었다.
⑨ 변비도 정상화 되었다.

(김호근선생-상태의학회)

부종, 생리불순, 변비, 요통, 피로

(여 25세 소음성소양인 회사원 157Cm 46Kg 전북 정읍)

일 욕심이 많고, 활달하고, 분명하고 부지런한 성격. 종일 앉아서 근무하며, 운동할 시간이 없다.

① 얼굴, 눈, 손에 부종이 심하다. 잘 부으나 근래 더욱 심해졌으며, 아침에 띵띵 붓는다.
② 생리불순이 있다. 고교 때도 불규칙했으나, 3달에 2번 3일간 생리를 했다. 양은 약간 적다. 생리 때 약간의 덩어리와 검붉게 나올 때도 있다.
③ 생리통으로 두통 복통 요통과 약간의 현운이 있다. 심한 편은 아니다.
④ 대변은 3~4일에 1번. 보고 나도 시원치 않고, 10일 전부터는 대변에 피도 나온다. 변비로 가끔 배가 살살 아프며, 배가 따뜻한 편이나, 변을 보고나면 배가 약간 차게 느껴진다.
⑤ 고교 때부터 허리가 곧 잘 아팠다. 통증이 심한 편은 아니다.

⑥ 온 몸에 힘이 없으며, 축 늘어지고, 항시 피로하며, 눈의 피로가 심하다.
⑦ 땀은 거의 없다. 물은 거의 마시지 않는다.
⑧ 아침은 생략하거나, 우유 한잔, 하루 2끼 먹는다.
⑨ 식사량은 보통, 과식은 하지 않는다.
⑩ 가스가 차고, 방귀가 잦고, 하품을 한다.
⑪ 잠은 6~7시간. 일이 많을 때는 4~6시간 자며 잠이 부족하다. 잠은 곧 들며 깊이 잔다.
⑫ 누런 냉·대하가 약간, 가렵고 냄새가 날 때도 있다.
⑬ 소변은 시원치 않고, 잔뇨감이 있다.

생리불순과 경소, 변비가 하복 골반강의 혈행부족으로 발생한 것으로 보고 하복에 정혈을 공급하는 대영전 본방으로 1재를 투약하였다.

① 대영전을 1첩을 먹자 다음날 바로 생리가 나왔다. 무슨 한약이 이렇게 맛이 좋으냐며 너무 좋아하였다.
② 반재를 먹고는 요즘은 잘 붓지 않고,
③ 요통도 거의 없고,
④ 피로도 많이 줄어들었고
⑤ 대변도 하루에 한번씩 잘 본다. 다만 가끔 묽게 퍼지게 나온다. 연변을 보고, 복용량을 절반으로 줄여 하루에 한첩만 복용도록 권유하였다. 1제를 다 복용하기도 전에 전화로 저번과 같은 약으로 1재 더 지어 달라고 한다. 경과는,
⑥ 부종과 생리통 요통 기핍 피로 등 모든 증상이 호전 되었고,
⑦ 피부도 너무 좋아져 요즘은 화장도 하지 않은채 생얼굴로 회사에 간다.
⑧ 약을 다 먹어갈 무렵 가슴과 엉덩이가 조금 커진 듯 하며, 여성 호르몬을 먹는 느낌이라며 매우 좋아하였다.

(서진주선생-이종대 자료집)

적용사례

대영전 변비 적용사례

7-1. **변비, 생리불순**(生理不順) 여 15세 중2학년 155cm 55kg
7-2. **만성변비** 여 35세 주부 직장인
7-3. **부종, 생리불순, 변비, 요통, 피로** 여 25세 소음성소양인
7-4. **다낭성 난소증후군, 희발월경, 변비** 여 21세 인천시 남구

7) 노인형(老人型) 변비

병인	발생기전 요약	치료기전 요약	대표처방
노인형	• 노화로 인한 기력, 혈행, 자윤 부족으로 대장의 운동성 저하 • 특히 장액의 분비 감소	• 우슬, 육종용, 당귀, 욱리인 등으로 장액분비 증가시키면서 • 지각으로 소화관 운동성을 증가시켜 노인성 장액부족변비 치료한다	윤혈음

처방해설

濟川煎(上78) 治 病涉虛損 而便秘 老人秘(大便)

當歸 三~五錢 肉蓯蓉 二~三錢 牛膝 二錢 澤瀉 一錢半 升麻 枳殼 各五七分

• 병후쇠약(衰弱)이나 노쇠(老衰)로 인해 장(腸)의 기능이 저하되고 장액(腸液)이 부족해져 변비(便秘)가 발생했을 때 사용한다.
• 변비로 인해 나타나는 소화불량에도 사용한다.
• 식욕은 있으나 소화가 안되거나 토끼똥 같은 수분이 없는 변비에 사용한다.
• 손구락으로 파내야 하는 변비에 사용한다.

발생기전

• 노화로 인해 기력의 부족과 혈행과 자윤이 부족으로 인해 대장의 운동성이 낮아지면서 특히 장액의 분비가 감소하여 노인성 변비가 나타난다.
• 마치 노인이 되면 소음인이나 허약한 사람이 대변을 매일 보던 대변을 2~3일에 한번 보듯이 노인형 변비가 이와 같거나 이것이 더 심화되어 나타난 현상이라 할 수 있다. 이로 인해 장 무력성 변비가 나타날 수 있다.

마치 건강한 사람 또한 에너지나 장액이 부족하게 되면 이와 같은 변비가 나타나게 되는 원리와 같다.

치험사례

제천전 **당귀** 12~20g **육종용** 8~12g **우슬** 8g **택사** 6g **승마 지각** 각 2~2.8g

토분상 변비(兎糞狀 便秘)

(여 45세 소음성성 소양인 서울시 성동구)

큰 키에 피부가 검은 부인, 변비는 상양(商陽)을 사혈(瀉血)하거나 체침(體針)으로 효과가 있었는데 이때는 이상하게도 효과가 없었다.

① 1주일간 대변을 보지 못했다.
  ㉠ 처음에는 대변보는 것을 잊었다가 3~4일 전부터 의도적으로 대변을 보려고 했지만 대변을 볼 수 없었다.
  ㉡ 3~4일 전부터 가스는 나오는데, 대변을 보려고 하면 항문 주위가 딱딱하게 경결된 느낌이 하복 전체로 느껴졌다.
  ㉢ 통증이나 변의는 없으며, 크게 불편하지도 않았다.
  ㉣ 그동안 메추리알 1알 정도의 대변을 한 번 보았다.
  ㉤ 평소 변비로 3~4일에 1번 대변을 보았다.
② 식욕이 별로 없으며, 소화력도 약하다.
③ 몸이 원래 찬 편이었는데, 몇 해 전부터 조금씩 더워지는 느낌이다.
④ 최근에 신경을 쓰는 일이 많아서인지 몸에 열감(熱感)이 느껴진다.
⑤ 잘 때도 가끔 이불을 차내고 잔다.
⑥ 신경을 쓰는 일이 있어서인지 피로감이 있다.
⑦ 활동적인 성격이다.

이틀간 자침 후, 의도적으로 메추리알 5개 정도의 대변을 보았다. 하지만 여전히 속은 변비기로 가득 찬 느낌이다. 침만으로는 치료가 어렵다고 보고 약을 병행하여 사용하기로 했다. 자음강화(滋陰降火)와 윤조(潤燥) 효능이 있는 제천전 본방에 윤혈음의 의미로 욱리인 1.5돈을 더하여 3첩을 투약했다. 저녁에 1봉, 자기 전에 1봉을 더 복용했다.

① 약 복용뒤 속이 꿀렁거리는 느낌이 있었으나 변의를 느끼지 않다.
② 다음날 아침 남은 한 봉을 복용하고 변의가 느껴져 대변이 수월하게 나와 놀랐다.
③ 처음에 힘을 줘야 굵게 굳은 변이 나오리라 생각했는데, 크게 힘들이지 않고 대변이 잘 나온 것이다.

(명성환선생-새로보는 방약합편)

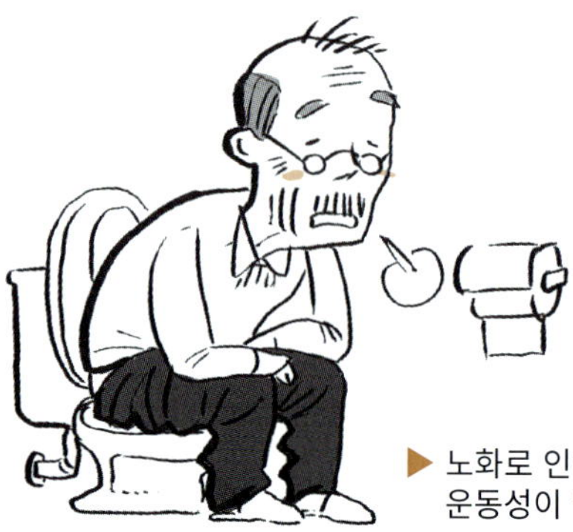

▶ 노화로 인해 대장의 운동성이 낮아진다.

만성 소화불량, 만성변비

(여 64세 식당업 153cm 50kg 인천시 연수구 청학동)

친구의 어머니, 40대 때부터 계속 변비와 소화불량이 있어 왔다.

① 소화는 항상 막힌 듯하며, '꾸욱' 소리가 나고 배가 많이 차다.
② 오래된 숙변이 항상 있는 듯 하며, 대변이 불규칙하고 토끼똥 같다.
③ 과로하면 허리가 뻑뻑하고 힘이 들어 움직일 수가 없다.
④ 추위를 타는 편이다.
⑤ 따뜻하고 짜거나 담백한 음식을 좋아한다.
⑥ 식성은 보통이며 하루 세 끼는 챙겨 먹으나 때로 불규칙적이다.
⑦ 땀은 일할 때면 머리에서 난다.
⑧ 잠은 곧 자고, 꿈은 가끔 꾼다. 잠이 늘 부족하다.
⑨ 손은 따뜻하나 발과 윗배가 약간 차고 아랫배는 매우 차다.
⑩ 소변은 정상이다.
⑪ 30년전 십이지장궤양 수술을 받았다.

소화기가 항상 막힌 듯하며, '꾸욱' 소리가 나고 숙변이 항상 있는 듯 하며, 대변이 불규칙하고, 토끼똥 같다는 점에서 정허성 만성변비라 보고 제천전 한 제를 지어주었다. 3~4일 후 경과를 확인해 보았더니

① 조금씩 대변이 부드러워진다.
② 약간 소변을 보러 가는 횟수가 증가한다. 복용이 끝날 때 확인해 보니
③ 이제는 변비가 거의 없어졌으며.
④ 소화도 잘된다고 한다.

(곽혜윤 선생-새로보는 방약합편)

적용사례

제천전 변비 적용사례

1-1. **토분상 변비**(兎糞狀 便秘) 여 45세

1-2. **만성소화불량, 만성변비**(慢性便秘) 여 64세 153cm 50kg

(새로보는 방약합편)

8) 소아형(小兒型) 변비

병인	발생기전 요약	치료기전 요약	대표처방
소아형	• 소아들의 성장열로 인한 수분의 과다 흡수 • 대장의 운동성 일시 약화	• 소아의 성장열로 체열이 많아지면서 수분이 많이 필요하다. • 대황 지각, 빈랑으로 장운동성 증가 • 이의환(당귀+생지황)과 마인, 도인으로 윤장작용	**자윤탕**

처방해설

滋潤湯(下1) 治 風中臟 二便閉 先服此 後以[愈風散]調理 中臟二便閉(風)
當歸 生地黃 枳殼 厚朴 檳榔 大黃 麻仁 杏仁 各一錢 羌活 七分 紅花 酒焙 三分

- 중풍으로 인한 변비(便秘)와 일반인의 변비(便秘)에 사용한다.
- 대변이 굳은 형태의 변이나 토분상 같은 대변에도 사용한다.
- 변비로 인한 복통이나 변비를 겸한 항문통, 뇌경색 치료용으로 사용한다.
- 체력은 중간이나 중간 이상인 사람의 변비에 사용하며 만성변비에 많이 사용한다.
- 계지가작약탕 보다는 실증이거나 만성적일 경우에 사용하며 소승기탕 보다는 약간 덜 실증일 경우에 사용한다.
- 처방속의 소승기탕은 장운동을 급격히 증가시키고 의이환(당귀생건지황)과 마인행인은 윤장작용을 한다.

발생기전

- 소아의 성장열로 체열이 많아지면서 수분이 많이 필요해지자 수분을 과다 흡수하여 대변이 굳어서 변비가 되는 경우에 사용한다. 소아들은 성장기이기 때문에 체열이 높다.
- 따라서 열에 필요한 수분이 필요할 경우에 대변에서 수분을 흡수하면 대변이 굳어져서 변비의 요인의 되어 소아형 변비가 나타나게 된다.

변비 외 치료효과

- **배변통**, 항문통, 하복통, 혈변, 부종, 피로, 안구건조증, 속쓰림, 소화불량, 월경통

치험사례

자윤탕 당귀 생지황 지각 후박 빈랑 대황 마인 행인 각 4g 강활 2.8g 홍화 주배(酒焙) 1.2g

변비, 배변통(排便痛)

(남 57세 태음인 택시운전 174cm 74~76kg 서울시)

① 변비가 심하여 변을 볼 때마다 통증이 심하고 고통스럽다고 한다.
② 물을 많이 마신다.
③ 소화력은 왕성하다.

이 사람은 하루 종일 택시를 운전하는 택시운전사이다. 또한 외모나 여러 가지 신체조건을 보면 태음인으로 판단된다.

태음인은 대부분 대장의 기능이 좋지 않은 경향이 있으며 직업상 활동량이 적어 대장의 기능이 저하되어 변비가 발생한 것으로 보인다. 적체된 대변을 배출하기 위해서 승기탕류를 사용할 수도 있으나 나이가 50대 후반으로 부적합한 것으로 보고 자윤탕 1.5배량으로 10일분 20첩을 투약했다.

① 약을 복용하고 나니 변비가 사라지고
② 대변을 볼 때의 통증도 소실되었다.
③ 약 모두 복용 후도 계속 택시운전을 하면서 시일이 꽤 지났는데도 변비가 재발하지 않았다.

(이유석 선생-새로보는 방약합편)

소아변비(小兒便秘), 토분상(兎糞狀)

(남 2세 85cm 10.5kg 안양시 관양동)

침을 많이 흘리는 아이가 변비가 심하다며 엄마와 함께 내방했다.

① 1~2일에 1번 대변을 보는데 굉장히 딱딱하여 토끼 똥 같으며 변이 나오지 않아 이쑤시개로 파내기도 한다.
② 20개월째 인데도 우유만 먹고 밥을 먹지 않는다.
③ 몸이 약간 찬 편이다.
④ 방귀를 자주 뀐다.
⑤ 물을 많이 마시고 식사량이 일정하지 않은데 1일 1끼 정도 겨우 먹는다.

생후 20개월째 임에도 밥을 잘 먹지 않고 방귀를 자주 뀌는 어린이의 변비를 목표로 자윤탕 2첩을 지어주었다.

5일 뒤에 다시 왔다,

① 약을 복용하니 2일은 변을 잘 보았는데,
② 이틀 뒤부터는 다시 변이 굳어졌다.
③ 약을 모두 복용한 뒤에는 하루에 1번씩 대변을 보는데 전처럼 크게 딱딱하지는 않다고 한다.

약 2첩으로 완고한 변비가 완치된 것은 아니라고 판단되어 이번에도 자윤탕 본방으로 4첩을 지어주었다.

20일 뒤에 다시 왔다,

④ 변비가 호전되어 하루에 1번씩 대변을 보는데
⑤ 굵고 보통 묽기의 변이 나오지만
⑥ 아직도 완전히 정상은 아니라고 한다. 이번에는 보약을 지어달라고 하여 소건중탕을 지어주었다.

(이종대-새로보는 방약합편)

적용사례

자윤탕 적용사례

(2017.7.24.기준)

1-1. **변비**(便秘) 여 25세 태음인

1-2. **변비**(便秘), **부종**(浮腫) 여 38세 태음인

1-3. **변비, 배변통**(排便痛) 남 57세 태음인 택시운전

1-4. **변비, 혈변**(血便), **속쓰림, 소화불량, 월경통** 여 태음성소음인

1-5. **변비**(便秘) 남 19세 소음인 173cm 60kg

1-6. **노인변비**(老人便秘) 여 77세

1-7. **소아변비**(小兒便秘), **토분상**(兎糞狀) 남 2세 85cm10.5kg

1-8. **만성변비**(慢性便秘) 여 22세 태음인

1-9. **만성변비**(慢性便秘) 여 20세 소양인 대학생 158cm 52kg

1-10. **3년된 만성 변비, 부종** 여 57세 소양인 한국인 미국 LA

1-11. **심한 변비, 극심한 피로감** 여 56세 태음인 분식집경영

2-1. **피로**(疲勞), **변비, 부종, 안구건조증** 여 32세 소양인160cm 64kg

3-1. **하복통**(下腹痛), **변비**(便秘) 여 81세

4-1. **실패례-중풍변비**(中風便秘) 여 72세 태음인

4-2. **실패례-심한 변비**(便秘)**와 극심한 피로감** 여 56세 태음인

(빈용202처방. 새로보는 방약합편)

9) 임신(妊娠), 산후형(産後型) 변비

병인	발생기전 요약	치료기전 요약	대표처방
임신, 산후형	• 임신으로 체온이 상승하여 체열이 많아지면서 수분의 과다 흡수로 인해 변비가 된다. • 출산 후 변비도 이와 같다.	• 당귀, 천궁으로 골반강 내 자궁의 혈행 증가 • 대장이나 대장 주위에도 혈액이 충분하게 전달되어 윤장작용으로 배변증진	궁귀탕

처방해설

芎歸湯(上112) 治 産前後諸疾 及血暈不省 横逆 死胎不下 血崩不止 臨月服之 縮胎易産 産後服之 惡血自下

妊娠通治(婦人妊娠) 保産(婦人妊娠) 子淋(婦人妊娠) 血崩(婦人産後) 頭痛(婦人産後) 血暈(頭) 血暈(婦人産後) 失血眩暈(血) 陰脫(婦人産後) 便秘(婦人産後) 喘嗽(婦人産後) 胞衣不下(婦人妊娠)

川芎 當歸 各五錢

- 혈허(血虛)나 혈행장애(血行障碍)로 인해 발생하는 출산전(産前), 산후(産後)의 제증상(諸症狀)에 사용한다.
- 경험자들의 말을 빌리면 약을 먹고 나서 얼마 안 있어서 누가 뒤에서 미는 것처럼 아기가 쑥 나왔다고 표현을 한다.
- 임신빈혈이나 빈혈로 인한 현훈, 임신변비에도 사용한다.
- 출산후 산후빈혈이나 산후변비, 젖몸살에도 사용한다.
- 출산으로 인한 혈허(血虛)와 혈행장애(血行障碍)로 인해 발생된 현훈(眩暈)에 사용한다. 또한 출산 후 오로(惡露)나 출혈(出血)에도 사용한다.
- 산후에 출혈(出血)이 지나치게 많아서 혼미(昏迷)하여 의식급히 궁귀탕(芎歸湯)인 천궁(川芎), 당귀(當歸) 각 5전을 연달아 달여서 자주 먹이면 즉시 소생한다. 《동의보감》

발생기전

- 임신으로 태아형성에 필요한 영양과 순환이 증가하면서 혈액이 많이 필요하게 되고 이 혈액이 부족해지면 장액부족과 운동성이 떨어져 변비가 된다.
- 임신이 되면 높아진 체온으로 인해 순환이 증가되면서 혈액의 요구가 증가한다.

이로인해 소화관에서 음식속에 포함된 수분을 과도 흡수하게 되면 대변이 일찍 굳어져 변비의 요인이 되어 변비가 발생한다.

변비 외 치료효과

- **산전후제질, 혈훈불성, 횡역산, 최산,** 진통, 임신빈혈, 산후복통, 산후 젖몸살, 자간, 산후빈혈, 마취성 호흡곤란, 산후혼미

치험사례

궁귀탕 **천궁 당귀** 각 20g

임신변비(姙娠便秘)

(여 44세 소양인 주부 158cm 51kg 경기도 안양시)

변비가 전혀 없었으나 임신뒤 갑자기 변비가 생겼다.

① 15일 전부터 매일 보던 대변이 3~4일간 나오지 않는다.
  ㉠ 뱃속이 답답하고, 방귀도 나오지 않고, 머리가 무겁다.
  ㉡ 동시에 소화가 잘되지 않고 음식을 먹은 뒤에는 배가 그득하다.
② 이후 3~4일에 1회씩 대변을 본다.
  ㉠ 대변을 볼 때마다 대변이 잘 나오지 않아서 혼신의 힘을 많이 주어야 겨우 나온다.
  ㉡ 항문이 찢어지는 느낌이면서 실제로 대변과 함께 피가 섞여 나온다.
  ㉢ 대변의 형태는 평소보다 매우 굵고 딱딱하며 양이 매우 많다.
③ 대변을 본 뒤에는 항문에 열감이 있다.
  ㉠ 욱신거리며 부어있는 느낌이 들고 2일 정도는 항문통증이 지속된다.
④ 산부인과 의원에 가서 초음파로 진단하니 임신 6주라고 했다.
⑤ 평소 식사도 잘하고 건강한 편이다.
⑥ 약간의 당뇨가 있고, 당뇨의 가족력도 있다.
⑦ 임신빈혈도 없다.

임신 초기부터 발생한 완고한 변비를 목표로 궁귀탕을 본방으로 10일분 20첩을 투약했다. 매일 아침저녁 식사 30분전에 궁귀탕을 복용했다.

① 복용 2일 뒤 4첩을 복용하니 변의가 느껴져 대변을 볼 수가 있었다.
② 이번의 대변은 힘을 몹시 주지 않아도 쉽고 부드럽게 나왔으며, 대변이 딱딱하지도 않았고, 항문이 아프거나 피가 나오지도 않았다
③ 이후 매일 궁귀탕을 복용한 탓인지 2일마다 한 번씩 대변을 3차례나 더 보았다.
④ 물론 이때도 대변보기가 평소처럼 쉬웠고 편했으며 항문통이나 변혈도 없었다.
⑤ 다만 평소 매일 보던 대변은 이후에도 2일에 1번씩 보는 경향이 생겼다.

(이종대-새로보는 방약합편)

출산후 변비 복용

"왕후께서 순산을 마쳤으니 궁귀탕에 도인, 홍화를 가미하여 복용케 하겠습니다" (현종즉위년 11월15일) 조선왕조실록
아이를 순산한 후에는 어혈이 잘 빠지고 배가 순조롭게 꺼지게 만드는 약인 '궁귀탕'이라는 한약처방을 사용하였다.
이약은 출산후 당연히 처방되는 약이기에 때로는 임금에게 미리 허락을 구하지 않고, 우선 투여를 한 후에 보고를 하는 경우도 있었든 것으로 전해진다.

(시사오늘)

출산후 변비 복용

이문건(李文楗)은 어렵게 얻는 손자를 살리기 위하여 갖가지 방법을 동원하기도 한다. 여종이 출산하고서 병이 들자 궁귀탕을 지어주었고 익모초로 익모환을 만들어서 먹여서 치료한 모습을 기록하여 조선시대의 민간요법도 확인할 수 있다.

이문건(李文楗, 조선중종1494~1567년)의 양아록(육아일기)
우리나라 현존 최초의 육아일기

적용사례

궁귀탕 변비 적용사례

1-1. **임신변비**(姙娠便秘) 여 44세 소양인 158cm 51kg
2-1. **산후변비** 조선 현종 왕비

(새로보는 방약합편)

2 생리유형 병약도표

개요

병인(病因)이 같아도 병인을 받아드리는 생리(生理)가 다르면 병리(病理)상태가 달라지고, 이로 인해 치법(治法)과 처방(處方)이 다를 수 있다.

동일한 병인의 변비도 생리에 따라 병리상태가 다르기 때문에 치법과 처방이 다른 것이다.

「병약도표」의 생리유형(生理類型)은 체열과 건실의 정도(健實度)를 기준으로 한 것이다.

체열(體熱)과 건실도(健實度)에 따라 생리 활성도가 달라지고 병리도 달라지기 때문이다.

✔ 체열(體熱=열에너지)

1) 항온성을 가지는 인체의 특성상 체열의 정도는 곧 인체 에너지 정도로 볼 수 있다.
「병약 도표」의 체열(體熱)은 열에너지로 인체의 총에너지에서 높은 비중을 차지한다.

2) 에너지의 정도에 따라서 생리의 활성도나 병인에 대한 대응, 조정력이나 반응도 다르고, 병리상태도 다르고 병증도 다르게 나타난다. 이에 생리유형에 포함시켰다.

체열(體熱)은 열에너지로 인체의 총에너지에서 높은 비중을 차지한다.
체열(體熱)의 많고 적음에 따라 혈액의 순환과 속도가 달라지고, 호흡이 달라지며,
에너지 대사나, 홀몬의 분비, 효소의 작용. 각 장기의 기능이 달라질 수 있는 것이다.
따라서 동일한 병인으로 인한 변비에도 체열이 많을 때의 치법과 처방이 다를수 있고,
체열(體熱)이 중간이거나 적은 경우의 치법과 처방이 다를 수 있는 것이다.

변비에서도 체열이 많고, 중간이고, 적고를 대략적으로 생리유형으로 나누어 도표화 하였다.

✔ 건실도(健實度=강약의 정도)

1) “건실도”는 인체의 강약의 정도를 말하는 것으로 이는 인체를 안정, 보전하는 중요한 역할을 한다고 볼 수 있다.
2) 생명체는 형체의 구조적, 기능적인 강약(强弱)에 따라서 생리상태(안정도)가 다르며 병인(病因)에 대한 대응, 조정력이나 반응도 다르고, 병리상태도 다르고 나타나고 병증도 다르게 나타나기 때문에 건실도를 생리유형에 포함시킨 것이다.

건실도(健實度)는 강약의 정도를 말하는 것으로 근육이나 뼈의 강약과 크기, 피부의 후박, 흉곽의 넓고 좁음을 종합하여 판단한다. 이에 따라 건실(健實) 정도가 다르므로 분류한다.

열에너지로 인체의 총에너지에서 높은 비중을 차지한다.

건실도(健實度)에 따라서 형체의 긴장과 이완의 정도가 다르며. 근육이나 장기, 혈관의 신축력이 달라지며, 운동능력과 지구력이 달라진다. 혈액의 순환과 속도에 영향을 주며, 호흡이나 에너지 대사나, 홀몬의 분비, 효소의 작용. 각 장기의 기능에 영향을 줄수 있게 된다.

따라서 동일한 병인으로 인한 변비에도 건실도가 높은 때의 치법과 처방이 다를 수 있고,

건실도(健實度)가 중간이거나 낮은 경우의 치법과 처방이 다를 수 있는 것이다.

생리유형 5가지 대표처방

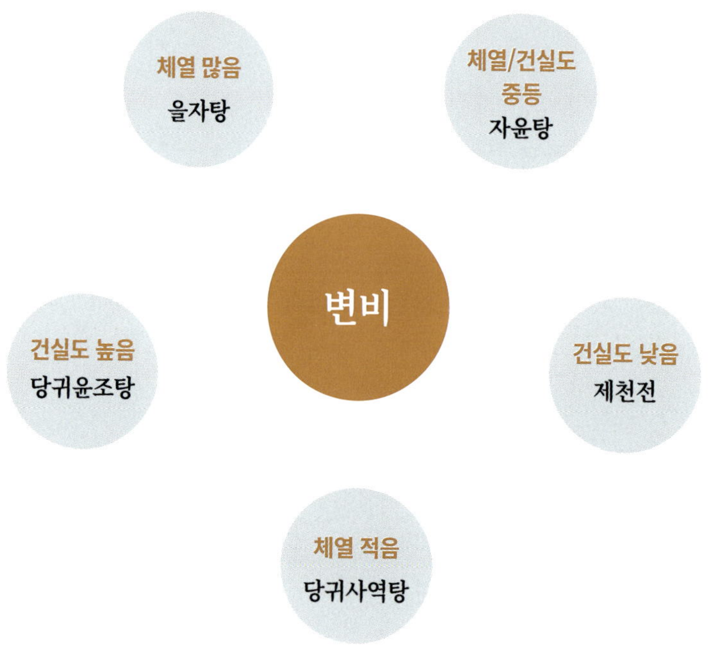

기전(생리유형 병약도표)

생리 유형	체열 많음	건실도 높음	체열/건실도 ⇦ 중등 ⇨	건실도 낮음	체열 적음
발생 기전	• 열발산이 잘 안되고 소대변도 잘 소통되지 않아서 열이 적체되어 발생한다. • 높은 체열에 필요한 수분을 대변에서 과잉 흡수하기 때문에 대변이 굳어 변비가 된다.	• 건실한 정도가 높아서(긴장 정도가 높거나 장기가 커서) 대사량이 많은 만큼 수분을 대변 에서 많이 흡수하기 때문에 대변이 굳어 변비가 된다.	• 체열의 정도와, 건실한 정도가 중간 형태로 유지된다. • 따라서 순환과 에너지 대사도 중간형태로 유지 되는 중 장운동 장애나 대변내 수분 부족 등으로 변비가 된다.	• 영양부족 또는 허약해지면 근육의 신축력도 낮아진다. • 이 경우 평활근이 이완 되거나 과긴장되면서 운동성이 떨어져서 배변이 느려지거나 변비가 된다.	• 체열이 부족하여 낮은 체열로 인해 하복부에도 순환량이 적어져 대변이 소화관에 머무르는 시간이 많아지면서 변비가 된다.
치료 기전	• 체열이 많아 대사와 순환의 증가에 따라 필요한 수분을 대변에서도 흡수하여 사용하게 된다. • 과도한 체열 증가를 낮추기 위해 청열제 등이 포함된 변비 처방을 사용하게 된다.	• 건실도가 높으면 대사와 순환의 안정화에 따라 필요한 수분을 대변에서 흡수하여 사용한다. • 때문에 과도한 긴장도를 낮추어 줄 행기제나 자윤제 등이 포함된 변비 처방을 사용하게 된다.	• 체열, 건실도가 중간으로 대사와 순환의 중간형태 유지에 따라 수분도 중간 정도로 흡수 하여 사용하게 된다. • 따라서 중간 형태를 유지할 정도의 수분에 따라 중간 정도의 변비 처방을 사용한다.	• 건실도가 낮아 대사와 순환이 낮아짐에 따라 대변에서 수분을 흡수하는 량도 줄어든다. • 때문에 낮아진 긴장도를 높여줄 수 있는 보기 보정 등이 포함된 변비 처방을 사용 한다.	• 체열이 적어서 대사와 순환의 감소에 따라 수분을 대변에서도 흡수하는 량도 적어진다. • 때문에 낮아진 체열에 적합한 온열, 보기, 자윤 제 등이 포함된 변비 처방을 사용한다.
대표 처방	**을자탕**	**당귀윤조탕**	**자윤탕**	**제천전**	**당귀사역탕**

* **체열 :** 체열이란 인체의 열에너지이다. 체열이 많고 적음에 따라 생리 활성도가 달라진다. 체열에 따라 순환량과 호흡량이 달라지고 대사활동이 달라지기 때문에 병인의 유입시 생리 반응도 달라진다.

* **건실도 :** 건실도란 인체의 강약을 말하는 것이다. 인체구조의 강약에 따라 생리 활성도가 달라진다. 따라서 동일한 병인으로 변비가 와도 변비의 병리상태가 달라지기 쉽고 치료처방도 다를 수 있다.

1) 체열 / 건실도 중등(장액복합형 변비)

생리유형	발생기전 요약	치료기전 요약	대표처방
체열/건실도 중등	• 체열의 정도와, 건실한 정도가 중간 형태로 유지된다. • 따라서 순환과 에너지 대사도 중간형태로 유지 되는 중 장운동 장애나 대변내 수분 부족 등으로 변비가 된다.	• 체열, 건실도가 중간으로 대사와 순환의 중간형태 유지에 따라 수분도 중간 정도로 흡수 하여 사용하게 된다. • 따라서 중간 형태를 유지할 정도의 수분에 따라 중간 정도의 변비 처방을 사용한다.	자윤탕

처방해설

滋潤湯(下1) 治 風中臟 二便閉 先服此 後以[愈風散]調理 中臟二便閉(風)

當歸 生地黃 枳殼 厚朴 檳榔 大黃 麻仁 杏仁 各一錢 羌活 七分 紅花酒焙 三分

• 중풍으로 인한 변비(便秘)와 일반인의 변비(便秘)에 사용한다.
• 대변이 굳은 형태의 변이나 토분상 같은 대변에도 사용한다.
• 변비로 인한 복통이나 변비를 겸한 항문통, 뇌경색 치료용으로 사용한다.
• 체력은 중간이나 중간 이상인 사람의 변비에 사용하며 만성변비에 많이 사용한다.
• 계지가작약탕 보다는 실증이거나 만성적일 경우에 사용하며 소승기탕 보다는 약간 덜 실증일 경우에 사용한다.
• 처방속의 소승기탕은 장운동을 급격히 증가시키고 의이환(당귀, 생지황)과 마인, 행인은 윤장작용을 한다.

발생기전

• 자윤탕은 뇌경색이나 뇌경색이 오면서 대변을 보지 못할 때 사용하는 처방이었으나, 약성을 이용하여 장액복합형 변비에 가장 많이 사용하는 대표처방이다. 동시에 생리유형인 체열과 건실도가 중간 형태의 장액복합형 변비에 가장 많이 사용한다.
• 소 · 대장은 운동성이 제한 받으면서 장액분비가 약해서 나타나는 병인이 같은 장액복합형 변비라고 해도, 병인을 받아드리는 생리유형, 즉 체열의 많고 적음, 건실도의 강하고 약함에 따라 인체반응이 달라져서 병리상태가 다르게 나타나므로 치법, 처방도 달라 지게 된다. 따라서 자윤탕은 장액복합형 변비에서 체열과 건실도가 중간형태인 변비에 가장 많이 사용한다.

변비 외 치료효과

• **배변통**, 항문통, 하복통, 혈변, 부종, 피로, 안구건조증, 속쓰림, 소화불량, 월경통

치험사례

자윤탕 **당귀 생지황 지각 후박 빈랑 대황 마인 행인** 각 4g **강활** 2.8g **홍화 주배(酒焙)** 1.2g

노인변비(老人便秘)
(여 77세 서울시 양천구 목동)

약간 비만(肥滿)형 체질이고, 내성적이나 자기주장이 매우 강하고 고집스런 성격의 소유자이다.

① 대변을 3~5일에 한 번 정도 본다.
② 속이 꽉 찬 느낌으로 화장실에 가면 아무리 힘을 줘도 변을 볼 수 없다.
③ 변의를 많이 느끼는 것은 아니지만 속이 꽉 찬 느낌으로 매우 불쾌하다.
④ 고혈압으로 수십 년간 약을 복용하고 있다.
⑤ 속에 열이 많고, 입에서도 냄새가 많이 난다.
⑥ 식욕은 좋으며, 소화기능에도 별 이상이 없다.

고혈압이 있는 여성의 변비를 목표로 자윤탕으로 10일분 20첩을 투약했다.

① 약을 투여한 지 얼마 되지 않아 대변을 하루에 한 번씩 시원하게 볼 수 있다.
② 말씀에 의하면 하루에 한 번씩 뇌에서 화장실을 가라고 명령을 하는 것처럼 정확히 대변을 볼 수 있었으며,
③ 대변도 시원하게 보았다고 한다.

(백삼철 선생-새로보는 방약합편)

소아변비(小兒便秘), 토분상(兎糞狀)
(남 2세 85cm 10.5kg 경기도 안양시 관양동)

침을 많이 흘리는 아이가 변비가 심하다며 엄마와 함께 내방했다.

① 1~2일에 1번 대변을 보는데 굉장히 딱딱하여 토끼 똥 같으며 변이 나오지 않아 이쑤시개로 파내기도 한다.
② 20개월째인데도 우유만 먹고 밥을 먹지 않는다.
③ 몸이 약간 찬 편이다.
④ 방귀를 자주 뀐다.
⑤ 물을 많이 마시고 식사량이 일정하지 않은데 1일 1끼 정도 겨우 먹는다.

생후 20개월째 임에도 밥을 잘 먹지 않고 방귀를 자주 뀌는 어린이의 변비를 목표로 자윤탕 본방으로 2첩을 지어주었다.
5일 뒤에 다시 내방했을 때 확인해 보니,

① 약을 복용할 때에 2일 정도는 변을 잘 보았는데,
② 이틀 뒤부터는 다시 변이 굳어졌다.
③ 2첩을 모두 복용한 뒤에는 하루에 1번씩 대변을 보며, 전처럼 크게 딱딱하지는 않다고 한다. 약 2첩으로 완고한 변비가 완치된 것은 아니라고 판단되어 이번에도 자윤탕 4첩을 지어주었다. 20일 뒤에 다시 내방했을 때 확인해 보니,
④ 변비가 호전되어 하루에 1번씩 대변을 보며 굵고 보통 묽기의 변이 나오지만 아직도 완전히 정상은 아니라고 한다.

이번에는 보약을 지어달라고 하여 소건중탕을 지어주었다.

(이종대-새로보는 방약합편)

적용사례

자윤탕 적용사례

1-1. **변비(便秘)** 여 25세 태음인

1-2. **변비(便秘), 부종(浮腫)** 여 38세 태음인

1-3. **변비, 배변통(排便痛)** 남 57세 태음인 택시운전

1-4. **변비, 혈변(血便), 속쓰림, 소화불량, 월경통** 여 태음성소음인

1-5. **변비(便秘)** 남 19세 소음인 173cm 60kg

1-6. **노인변비(老人便秘)** 여 77세

1-7. **소아변비(小兒便秘), 토분상(兎糞狀)** 남 2세 85cm10.5kg

1-8. **만성변비(慢性便秘)** 여 22세 태음인

1-9. **만성변비(慢性便秘)** 여 20세 소양인 대학생 158cm 52kg

1-10. **3년된 만성 변비, 부종** 여 57세 소양인 한국인 미국 LA

1-11. **심한 변비, 극심한 피로감** 여 56세 태음인 분식집경영

2-1. **피로(疲勞), 변비, 부종, 안구건조증** 여 32세 소양인160cm 64kg

3-1. **하복통(下腹痛), 변비(便秘)** 여 81세

4-1. **실패례-중풍변비(中風便秘)** 여 72세 태음인

4-2. **실패례-심한 변비(便秘)와 극심한 피로감** 여 56세 태음인

(30처방 한방생리, 빈용101처방, 새로보는 방약합편)

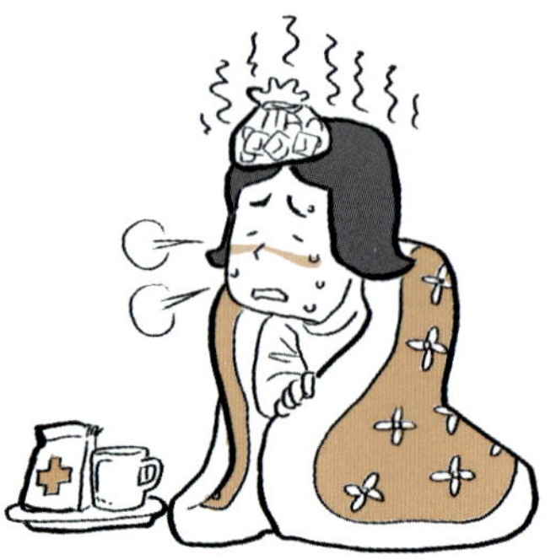

▶ 급성전염성 열병의 처방과 열성변비의 처방이 겹친다.

2) 건실도 낮음(장액복합형 변비)

생리유형	발생기전 요약	치료기전 요약	대표처방
건실도 낮음	• 영양부족 또는 허약해지면 근육의 신축력도 낮아진다. • 이 경우 평활근이 이완 되거나 과 긴장 되면서 운동성이 떨어져서 배변이 느려지거나 변비가 된다.	• 건실도가 낮아 대사와 순환이 낮아짐에 따라 대변에서 수분을 흡수하는 량도 줄어든다. • 때문에 낮아진 긴장도를 높여줄 수 있는 보기 보정 등이 포함된 변비 처방을 사용 한다.	**제천전**

처방해설

濟川煎(上78) **治 病涉虛損 而便秘 老人秘(大便) ① 氣虛 加人蔘 ② 有火 加 黃芩 ③ 腎虛 加熟地黃**
當歸 三~五錢 肉蓯蓉 二~三錢 牛膝 二錢 澤瀉 一錢半 升麻 枳殼 各五~七分

- 병후쇠약(衰弱)이나 노쇠(老衰)로 인해 장(腸)의 기능이 저하되고 장액(腸液)이 부족해져 변비(便秘)가 발생했을 때 사용한다.
- 변비로 인해 나타나는 소화불량에도 사용한다.
- 식욕은 있으나 소화가 안되거나 토끼똥 같은 수분이 없는 변비에 사용한다.
- 손구락으로 파내야 하는 변비에 사용한다. 즉 노화로 인한 허약으로 장(腸) 기능이 저하되고 장액(腸液)이 부족하여 발생하는 변비(便秘)에 사용한다. 이러한 점액은 소화관에서 분비되는 무틴과 수분이 주성분이며, 소화관과 대변 모두의 표면에 얇게 묻기 때문에 대변이 부드럽게 소화관을 통과하게 하는 역할을 한다.

발생기전

- 제천전은 큰병이나 수술후 쇠약 등으로 장액분비가 적어지면서 장운동이 미약하여 변비가 될 때 사용한다. 또는 윤혈음 처럼 노인이 되어 전신기능이 약화되면서 장액 분비도 약화되어 나타나는 변비에도 사용한다.
- 제천전은 결국 체력약화로 나타나는 현상이며 병후라 하더라도 건실도가 유지되면 나타나지 않는 변비이다.

생리유형으로는 체력저하로 인해 약해져서 건실도가 낮은 병리상태의 변비이며 이러할 때 많이 사용한다.

변비 외 치료효과

- **소화불량**

치험사례

제천전 **당귀** 12~20g **육종용** 8~12g **우슬** 8g **택사** 6g **승마 지각** 각 2~2.8g

만성변비(慢性便秘), 만성소화불량(慢性消化不良)
(여 64세 153cm 50kg 인천시 연수구 청학동 친구의 어머니)

피부는 약간 황색이고 건성인 편이다. 20년전부터 식당운영과 주방 일을 밤까지 계속 하여 늘 피곤하다. 식사도 불규칙 하다.

① 40대 때부터 계속 변비와 소화불량이 있다. 소화는 항상 막힌 듯하며, '꾸욱' 소리가 나고 배가 많이 차다.
② 오래된 숙변이 항상 있는 듯 하며, 대변이 불규칙하고 토끼똥 같다.
③ 과로하면 허리가 뻑뻑하고 힘이 들어 움직일 수가 없다.
④ 추위를 타는 편이며 더위는 안 탄다.
⑤ 따뜻하고 짜거나 담백한 음식을 좋아한다.
⑥ 식성은 보통이며 하루 세 끼는 챙겨 먹으나 시간이 때로 불규칙적이다.
⑦ 땀은 일할 때면 머리에서 나는 편이다.
⑧ 잠은 곧 들고, 꿈은 가끔 꾸는 편이다. 잠이 늘 부족하다.
⑨ 손은 따뜻하나 발과 윗배가 약간 차고 아랫배는 매우 차다.

식욕은 보통이나 소화는 항상 막힌 듯하며, '꾸욱' 소리가 나고 숙변이 항상 있는 듯 하며, 대변이 불규칙하고, 토끼똥 같다는 점에서 정허성 만성변비라 보고 제천전에 습체(濕滯)가 없어 택사를 거(去)하고 보기의 독삼탕인 인삼 4g을 더해 1제를 투여했다.
약 복용 3~4일 후 확인해 보니
① 약 복용 후 조금씩 대변이 부드러워진다.
② 소변 횟수가 약간 증가하였다. 복용이 끝났을 때 다시 확인하니
③ 이제는 변비가 없어졌다고 한다.
④ 소화 또한 잘 된다고 한다.

(곽혜윤 선생-새로보는 방약합편)

토분상변비(兎糞狀便秘)
(여 45세 소음성 기질을 가진 소양인 서울시 성동구)

큰키에 피부가 검은 편이다. 살집이 많지 않은 몸매, 변비에 상양(商陽) 사혈(瀉血)과 체침(體針)으로도 효과가 없었다.

① 1주일 정도 대변을 보지 못했다.
   ㉠ 3~4일 전부터 대변을 보려고 했지만 대변을 볼 수 없었다.
   ㉡ 3~4일 전부터 가스는 나오는데, 대변을 보려면 항문 주위가 딱딱하게 경결된 느낌이 하복 전체로 느껴졌다.
   ㉢ 통증이나 변의는 없으며, 크게 불편하지도 않았다.
   ㉣ 그동안 메추리알 1알 정도의 대변을 한 번 보았다.
   ㉤ 평소에도 변비로 3~4일에 1번 정도 대변을 보았다.
② 식욕이 별로 없으며, 소화력도 약한 편이다.
③ 몸이 원래 찬 편이었는데, 몇 해 전부터 조금씩 더워지는 느낌이다.
④ 최근에 신경을 쓰는 일이 많아서인지 몸에 열감(熱感)이 느껴진다.
⑤ 잘 때도 가끔 이불을 차내고 잔다.
⑥ 신경을 쓰는 일이 있어서인지 피로감이 있다.
⑦ 활동적인 성격이다.

침을 2일 맞았으나 여전히 속은 변비기로 가득 찬 느낌이다. 윤조(潤燥) 효능이 있는 제천전에 윤혈음의 의미로 욱리인 1.5돈을 더하여 3첩을 투약했다. 저녁에 약을 1봉 복용하고, 자기 전에 한 봉을 더 복용하였다.
다음날 확인해 보니
① 약 복용 얼마후 속이 꿀렁거리는 느낌이 있었으나 변의를 느끼지는 않았으며 그 상태로 잠이 들었다.
② 다음날 아침에 일어나 남은 한 봉을 복용하고 변의가 느껴져 화장실에 있더니, 대변이 수월하게 나와 본인도 놀랐다고 한다.
③ 그 다음날에도 크게 힘들이지 않고 대변이 잘 나온 것이다.

(명성환선생-새로보는 방약합편)

적용사례

제천전 적용사례

1-1. 토분상변비(兎糞狀便秘) 여 45세

1-2. 만성변비(慢性便秘), 만성소화불량 여 64세 153cm 50kg

2-1. 흰쥐의 대변변화, 대변 최대함수율

(새로보는 방약합편)

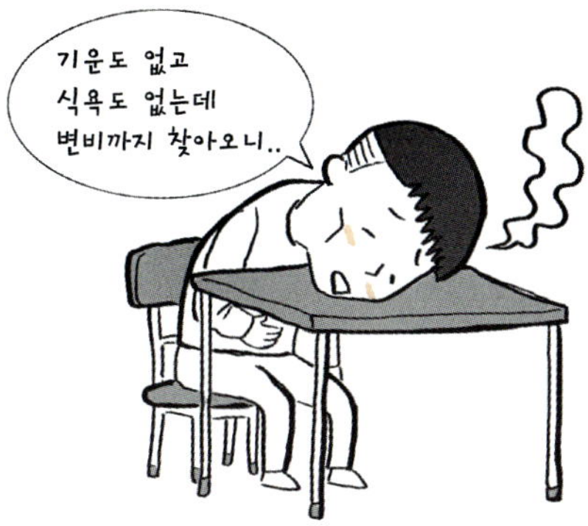

3) 체열 적음(장액복합형 변비)

생리유형	발생기전 요약	치료기전 요약	대표처방
체열 적음	• 체열이 부족하여 낮은 체열로 인해 하복부에도 순환량이 적어져 대변이 소화관에 머무르는 시간이 많아지면서 변비가 된다.	• 체열이 적어서 대사와 순환의 감소에 따라 수분을 대변에서도 흡수하는 량도 적어진다. • 때문에 낮아진 체열에 적합한 온열, 보기, 자윤 제 등이 포함된 변비 처방을 사용한다.	당귀사역탕

처방해설

當歸四逆湯(中152) 治 寒疝 臍下冷痛 寒痛(腹) 寒疝(前陰)

當歸 一錢二分 附子炮 官桂 茴香 各一錢 白芍藥 柴胡 各九分 川楝子 玄胡索 白茯苓 各七分 澤瀉 五分

- 하복(下腹)이 냉(冷)한 사람의 복통(腹痛), 불임(不妊), 질염(膣炎), 냉대하에 사용한다. 동시에 밑이 빠지는 듯한 음탈감이나 골반염, 월경통에도 사용한다.
- 약성을 활용하여 몸이나 배가 찬사람의 수족냉(手足冷)이나 변비(便秘)에도 사용한다.
- 몸이나 배가 찬사람의 수족시림이나 수족저림에도 사용하고, 요통이나 전립선비대증(前立腺肥大症), 신장결석(腎臟結石) 등에도 사용한다.

발생기전

- 당귀사역탕은 몸이나 배가 차면서 나타나는 변비나 불임 생리통 등에도 사용한다. 배가 차면 배안에 있는 장기도 찬 온도의 영향으로 순환량이 감소하거나 긴장, 경결되어 여러 가지 기능장애나 저하를 일으키게 되며 변비도 그중의 하나가 된다
- 당귀사역탕은 결국 장운동성 감소와 장액부족에서 복부의 열에너지인 체열 부족으로 장운동성이 더 저하되어 나타나는 변비 현상이며, 몸이나 배가 따뜻해지면 나타나지 않는 변비이다.

변비 외 치료효과

- **하복통, 하복냉, 불임**, 음탈감, 수족냉, 요통, 골반염, 대하, 수족냉, 장산통, 자궁탈출, 편두통, 속쓰림, 천면

치험사례

당귀사역탕 **당귀** 4.8g **부자포 관계 회향** 각 4g **백작약 시호** 각 3.6g **천련자 현호색 백복령** 각 2.8g **택사** 2g

변비(便秘), 피부알러지

(여 28세 소양인 경기도 안양시 관양동)

몸이 약하다며 보약을 먹이려고 남편이 억지로 한약방에 데려왔다는 부인이다.

① 10년 동안 변비가 있는데 3~4일에 한 번 변을 보고 심하면 5~6일에 한 번씩 대변을 본다.
② 알레르기성 피부염으로 6개월 전부터 얼굴과 특히 눈 주위로 가렵다.
③ 하복(下腹)이 차다.
④ 변비로 인해 거북하고 배에 가스가 차고 트림이 난다.
⑤ 손발이 차고 저릴 때도 있다.
⑥ 찬 음식을 좋아하고 식욕은 좋은 편이다.
⑦ 잠은 잘 자는데 자주 깬다.
⑧ 머리가 띵하게 아플 때가 있다.
⑨ 선풍기 바람과 에어컨 바람을 싫어한다.

얼굴에 알레르기가 있고 하복이 차면서 변비가 있는 28세 소양인 여성에게 당귀사역탕 2배량으로 10일분 20첩을 지어주었다.

9개월 뒤에 임신 8개월로 임신보약을 지으러 왔을 때 하는 말이 지난번 당귀사역탕을 복용하는 중에 변비는 없어졌고, 임신 후에 피부알레르기도 없어졌다고 한다.

임신 8개월 된 28세 소양인 여성의 임신보약으로 가미팔진탕 10일분 20첩을 지어주었다.

3개월 뒤에 건강하게 출산하여 산후 보약으로 보허탕에 계지탕을 더하여 10일분 20첩을 지어주었다.

(이종대-새로보는 방약합편)

변비(便秘), 천면(淺眠)

(여 27세 태음인 경기도 안산시 본오동)

보통 키에 약간 굵은 체형의 주부.

① 2년 전부터 임신 3개월이 되면 계류유산이 된다.
② 처녀 때부터 배를 내놓으면 하복부가 아주 차고 시리다.
③ 처녀 때부터 월경이 불규칙적이어서 몇 개월씩 거를 때가 많다.
④ 최근에도 월경이 5개월간 나오지 않아 주사를 맞고 월경을 했다.
⑤ 겨울에만 얼굴이 화끈거린다.
⑥ 출산을 1회 했으며 자연유산을 3회 했다.
⑦ 더위를 약간 탄다.
⑧ 손발은 따뜻하나 아랫배가 매우 차다.
⑨ 식사량은 일정치 않으나 소화력은 좋다.
⑩ 대변은 2~3일에 1회로 불규칙적이고 힘들지는 않으며 대변이 시원하지가 않다.
⑪ 잠은 충분히 자지만 깊게 잠들지 못한다.
⑫ 가슴이 답답하고 가슴이 뛴다.
⑬ 월경통(月經痛), 냉대하(冷帶下)가 약간 있으며 월경시 허리가 아프다.

아랫배가 매우 찬 태음인 주부의 습관성유산과 불임을 목표로 당귀사역탕 본방으로 10일분 20첩을 지어주었다.

20일 후에 전화로 다시 약을 더 지어달라고 할 때 확인해 보니, 약을 복용한 후 잠을 깊게 잘 수 있고, 대변이 1일 1회로 규칙적으로 바뀌었다고 한다. 대변의 상태가 좋아지고 잠을 깊게 자게 되었지만 임신을 원하므로 이번에는 난간전으로 10일분 20첩을 지어주었다.

(이종대-새로보는 방약합편)

적용사례

당귀사역탕 변비 적용사례

1-1. **변비**(便秘), **천면**(淺眠) 여 27세 태음인
1-2. **변비**(便秘) 여 28세 소양인
1-3. **하복랭**(下腹冷), **변비 부작용 다한 발생** 여 30대 태음인

2-1. **실패례-수족랭**(手足冷), **변비**(便秘) 여 38세 태음인

4) 건실도 높음(장액복합형 변비)

생리유형	발생기전 요약	치료기전 요약	대표처방
건실도 높음	• 건실한 정도가 높아서(긴장 정도가 높거나 장기가 커서) 대사량이 많은 만큼 수분을 대변 에서 많이 흡수하기 때문에 대변이 굳어 변비가 된다.	• 건실도가 높으면 대사와 순환의 안정화에 따라 필요한 수분을 대변에서 흡수하여 사용한다. • 때문에 과도한 긴장도를 낮추어 줄 행기제나 자윤제 등이 포함된 변비 처방을 사용하게 된다.	**당귀윤조탕**

처방해설

當歸潤燥湯(寶, 大便) 治 血燥 大便秘澁. 一名 潤燥湯

當歸 大黃 熟地黃 桃仁 麻仁 生甘草 各一錢 生地黃 升麻 各七分 紅花 二分

- 일반인의 변비(便秘)에 사용한다.
- 대변이 굳은 형태의 변이나 토분상 같은 대변에도 사용한다.
- 또는 변비로 인한 복통이나 변비를 겸한 항문통, 뇌경색 치료용으로 사용한다.
- 체력은 중간이나 중간 이상인 사람의 변비에 사용하며 만성변비에 많이 사용한다.
- 계지가작약탕 보다는 실증이거나 만성적일 경우에 사용하며 소승기탕 보다는 약간 덜 실증일 때, 자윤탕보다는 윤장작용이 더 높다.
- 처방중 대황은 장운동을 급격히 증가시키고 의이환(당귀생건지황)과 마인행인은 윤장작용을 한다.

발생기전

- 건실한 정도가 높아서(긴장 정도가 높거나 장기가 커서) 대사량이 많은 만큼 수분을 대변 에서 많이 흡수하기 때문에 대변이 굳어 변비가 된다.

변비 외 치료효과

- **배변통, 항문통, 하복통**

치험사례

당귀윤조탕 당귀 대황 숙지황 도인 마인 생감초 각 4g 생지황 승마 각 2.8g 홍화 0.8g

변비, 후중, 후두통, 현훈, 소화불량, 포만, 요통, 자한 (여 20세 소양인 여대생 서울시 서초동)

20세의 젊은 소양인 여성의 변비와 변비로 인한 여러 증상에 당귀윤조탕 10첩(7~8일분)를 투약하였다. 마자인은 욱이인, 생지황은 건지황으로 대신하고 열성변비에 다용되는 천련자를 더 하였다.

약은 제때에 복용하지 않아 복용기간이 길어졌다. 20일뒤 확인해 보니

① 4~7일에 보는 변비는 2일에 1 번씩 본다. 불편한 감은 없다
② 후중감은 사라졌다.
③ 두통과 뒷골 땅김이 사라졌다.
④ 자주 어지러움은 거의 사라졌다.
⑤ 어깨 결림이 심한 것은 여전하다.
⑥ 소화도 잘 되고 토하는 것 사라졌다.
⑦ 배가 더부룩 하고 가스가 차는 것도 사라졌다.
⑧ 갈증은 심하지 않고 날씨가 쌀쌀해져서 인지 이제는 찬물 대신 따뜻한 물을 마신다.
⑨ 오래전부터 항상 기침은 여전하다.
⑩ 오래전부터 매핵기 증상도 여전하다.
⑪ 소변은 황색이고 소변불리가 있는 것도 사라졌다.
⑫ 몸이 약간 붓는 것도 사라졌다.
⑬ 허리의 약간 있는 통증도 사라졌다.
⑭ 신경이 예민하고 왕래한열이 있는 것도 사라졌다.
⑮ 월경이 불규칙하고 건너 뛰는 것은 한달 동안 하다가 그쳤다.
⑯ 자한과 도한도 사라졌다.

매핵기와 기침은 변비 이전부터 있어온 증상이어서 그런지 여전하였다.

(장자한선생-이종대 자료집)

변비, 부종, 경소, 기울
(여 40세 소양인 160cm 58kg 서울시 수유동)

① 평소 변비가 너무 심하여 화장실을 갈 때마다 너무 고통스럽다. 대변을 불규칙하게 보며 굵은 변을 본다.
② 대변을 볼 때마다 피가 난다.
③ 잘 붓는다. 주로 사지가 많이 부어있고 양말을 신으면 자국이 심하게 남는다.
④ 생리주기는 정상이나 생리양이 적다. 1회 유산경험이 있다.
⑤ 잠을 잘 때 자주 헛소리를 한다.
⑥ 머리에 자주 열이 달아오른다.
⑦ 평소에는 자주 보나 스트레스를 받으면 소변이 잘 안 나온다.
⑧ 자다가도 3회 정도 소변을 본다.
⑨ 복명이 있다.
⑩ 더위는 심하게 탄다.
⑪ 땀은 겨드랑이와 머리에서 주로 약간 난다.
⑫ 시원하고 담백한 것을 좋아하고 육류를 좋아한다.
⑬ 식사량이 일정치가 않고 식사시간이 불규칙하다.
⑭ 소화력은 보통, 가끔 더부룩하며 속이 쓰리고 방귀가 잦다.
⑮ 잠은 잘 못자고 잠들기가 어렵다. 잠꼬대를 한다.
⑯ 몸이 전체적으로 따뜻하고 발과 윗배만 약간 차다.
⑰ 가슴이 답답하고 뻐근하며 현기증과 눈피로감이 있다. 아침에 잘 못 일어난다.

몸에 열이 있고 변이 굵으며 변비가 오래되었고 월경량이 적은 것으로 보아서 보혈해주며 자윤시켜 주는 당귀윤조탕에 작약1, 천궁0.7돈을 더하여 1제를 투약하였다.

복용후

① 극심한 변기가 소실되었다.
② 붓기도 많이 빠졌다. 살도 빠진 느낌이고 몸이 가볍다.
③ 가장 큰 변화는 생리통이 완전 소실되었고 생리양도 적당하다고 한다.
④ 하지만 약을 먹는 중에는 모든 증상이 없어지다가 투약이 중단되니 다시 변비가 생긴다.
⑤ 1제를 더 요청하여 먼저와 같이 1제를 더 지어주었다.

(변유영선생-이종대 자료집)

적용사례

당귀윤조탕 적용사례

1-1. **만성 변비**(便秘) 여 26세 회사원 세무사무실 광명시 유달산선생

1-2. **변비, 후중, 후두통, 현훈, 소화불량, 포만, 요통, 자한** 여 20세 소양인 여대생 서울시 서초동 장자한선생

1-3. **변비, 부종, 경소, 기울** 여 40세 소양인 160cm 58kg 서울시 수유동 변유형선생

(2017. 10. 기준)

5) 체열 많음(장액복합형 변비)

생리유형	발생기전 요약	치료기전 요약	대표처방
체열 많음	• 열발산이 잘 안되고 소대변도 잘 소통되지 않아서 열이 적체되어 발생한다. • 높은 체열에 필요한 수분을 대변에서 과잉 흡수하기 때문에 대변이 굳어 변비가 된다.	• 체열이 많아 대사와 순환의 증가에 따라 필요한 수분을 대변에서도 흡수하여 사용하게 된다. • 과도한 체열 증가를 낮추기 위해 청열제 등이 포함된 변비 처방을 사용하게 된다.	을자탕

처방해설

乙字湯(勿誤薬室方函) 痔痛 ,痔出血, 脫肛 ,陰部瘙痒疼痛

當歸三錢 柴胡二錢 黃芩一錢半 甘草一錢半 升麻 大黃一錢

- 치핵(痔核)으로 인하여 심한 통증이 있을 경우에 사용한다.
- 치질로 보행을 하지 못할 경우에 몇 첩만 복용해도 효과가 크다.
- 치열(痔列)과 항문출혈, 통변 때의 하혈(下血) 등 실증의 치질 질환에 많이 사용한다.
- 일반적으로는 항문 또는 항문주위의 통증과 실증성 염증에 사용한다.
- 항문 주위 염증에 대한 소염 작용이 대단히 강하나, 치루나 현옹(懸癰)에는 효과가 없다.
- 대변이 딱딱한 변비나 변비가 치질로 진행될 때 사용하고, 변비로 통변이 않될 때는 대황의 량을 늘려 사용한다.

발생기전

- 을자탕은 항문의 울혈성 충혈로 인해 발생하는 치질인 실증형 치핵, 치열, 항문통증, 항문주위염 등에 사용한다. 약성을 활용하니 울혈성 충혈로 인한 병리상태에서 나타나는 변비에도 사용한다.
- 을자탕은 체열이 많으면서 치질이 나타날 때 사용한다. 체열이 많으면 순환량이 그만큼 증가되기 때문에 울혈로 인해 충혈이 되거나 순환장애가 나타나서 변비가 나타나는 경우가 적다. 그러나 드물게 치질 등으로 인하여 변비가 생길 경우에는 을자탕을 사용한다.

변비 외 치료효과

- **실증 치질, 치핵, 치열, 치질통증, 항문주위염, 항문출혈, 항문통,** 음부소양 동통

치험사례

을자탕 당귀 12g 시호 8g 황금 감초 각 6g 승마 대황 각 4g

음주후 항문출혈(남 회사원 서울시 구로공단)

IT업종에 근무하는 남성
① 술만 마시면 다음날 선홍색의 혈변을 본다.
② 위내시경이나 대장내시경 등 검진으로는 특별한 이상이 없고,
③ 항문 전문병원에서도 수술할 단계는 아니라고 한다. 약 처방으로는 해결되지 않았다.

그래서 알코올 섭취를 하면 항문 혈관이 확장되고 치질 점막도 부풀어 올라서 피가 보일수도 있다고 설명하고 우선 을자탕 2주분을 처방했다.
2주가 지나도 오지 않다가 최근에 다시 왔다.
① 약 복용한지 얼마 안 돼서 피가 안 보이더니
② 그 후로 한 번도 피가 안 나왔다고 너무 놀랍다고 한다.
③ 음주는 평소와 다름없이 주 2~3회 정도 했는데 약 복용하면서 부터 괜찮아져서 안 오다가
④ 경과 보고를 겸해, 치료도 조금 더 해보고 싶어서 다시 내원하였다고 한다.
⑤ 그래서 이번에는 1주분 재처방하고 음주 안 줄이시면 재발할 수 있으니 좀 줄이라고 말하고 보내드렸다.

(인터넷 발췌-작성자 자연닮은 한의원)

변비, 속 불편 (남 40대 부산시)

변비가 생겨 배가 거득하고 불편하여 환자의 치질이나, 변비로 인한 치질에 늘 상 처방하던 을자탕을 먹었습니다. 그리고 다음날 아침 시원히 손님을 내보냈습니다.
변비가 치질로 발전되는 경우가 많은데 이럴 경우에도 을자탕을 사용합니다.

(인터넷 발췌)

적용사례

을지탕 변비 적용사례

1-1. **변비(便秘)** 속 거득 불편 남 40대
1-2. **음주후 항문출혈** 남 회사원 서울시 구로공단

감초 한마디

변비가 나타나는 원인은 변비를 유발할 수 있는 요인이 많은 만큼 실로 다양하다. 그러나 임상에서는 크게 나누어 소화관의 운동성을 증가시켜 치료하는 방법과 대장의 장액분비를 도와주거나 촉진하여 배변을 원활히 하는 방법을 사용한다.

이외에 이 두가지 방법을 겸하는 복합치료방법도 있다.

소화관의 운동성을 증가시키는 치료방법으로는 대장을 급격히 움직이는 소승기탕이나 소승기탕류를 비롯하여, 소대장 전체를 움직이는 소건중탕류나 삼출건비탕 류가 있고 대장의 장액분비를 도와주거나 촉진하여 배변을 원활히 하는 방법으로는 노인변비에 사용하는 윤혈음과 대영전, 궁귀탕 등이 있고 소화관의 운동성과 장액분비를 촉진을 복합치료 방법으로는 자윤탕이나 귀비탕 등이 있다.

운동성	장액분비	장액복합
대장(大腸) 소·대장	자윤공급 혈류, 자윤	운동성 +장액

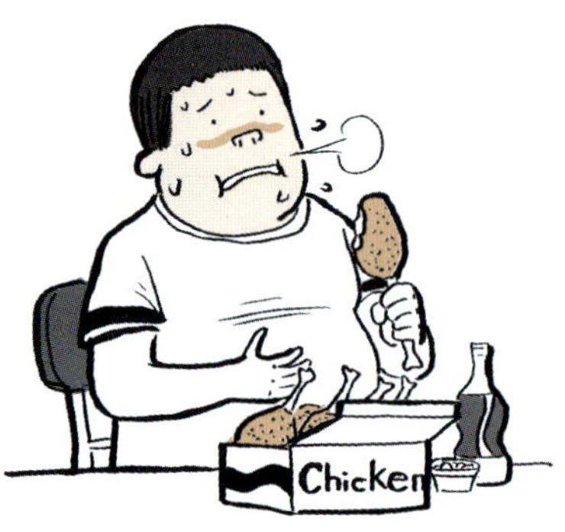

▶ 체열이 높아서 얼굴이 붉거나 비만한 특징이 있다.

3 변비 병약도표 활용(병인 + 생리유형 병약도표)

변비에서 1단계인 변비의 병인을 보고, 2단계인 병인을 수용하는 생리유형도 검토하였다. 3단계에서는 변비의 병인과 생리유형이 교차하여 각각에 적합한 병리상태와 병리상태에 적용될 처방들을 포함시킨 상태유형(병인+생리)의 병약도표가 필요할 수 있다.

변비의 상태유형(병인+생리) 도표가 바로 변비의 병약도표인 셈이다. 병인의 종류가 많고, 또 각각의 병인마다 병인을 수용하는 생리유형이 다를 수 있기에 적용되는 처방은 병인에 적합한 처방 수 보다 많으며 더욱 정교 할 수밖에 없다.

병약도표에서는 병인과 생리유형을 통합하여 편리하고 효율적이며 합리적인 처방선정이 가능한 장점도 있다.

이에 따라 "변비 병약도표"는 변비를 9개의 병인과 5개의 생리유형을 통합하여 체계적으로 진단하여 이를 객관적인 시각으로 처방할 수 있도록 하였다.

병인+생리유형 처방 도해

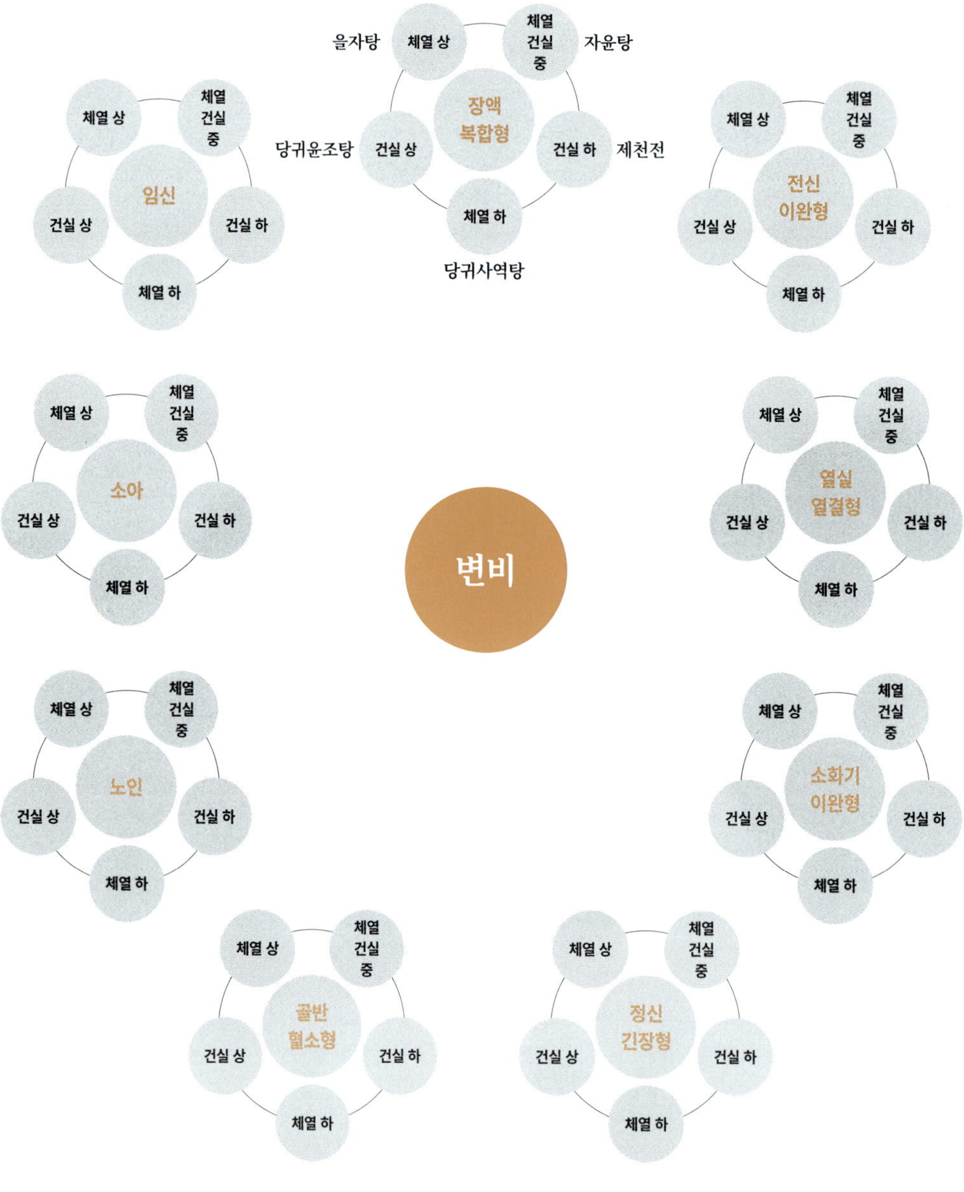
변비
장액 복합형
체열 상
체열 건실 중
건실 상
건실 하
체열 하
을자탕
자윤탕
당귀윤조탕
제천전
당귀사역탕
임신
전신 이완형
소아
열실 열결형
노인
소화기 이완형
골반 혈소형
정신 긴장형

병인 + 생리유형 병약도표 1 (일반 처방)

병인 \ 생리유형	체열 많음	건실도 높음	체열/건실도 ⇦ 중등 ⇨	건실도 낮음	체열 적음
장액 복합형	을자탕	**딩귀윤조탕**	**자윤탕**	제천전	당귀사역탕
전신 이완형		소요산	**당귀건중탕**	귀비탕	대건중탕
열실 열결형	방풍통성산	대승기탕	**소승기탕**	계지가작약탕	
소화관 이완형		지실작약산	조중이기탕	**삼출건비탕***	
정신 긴장형	단치소요산	가미귀비탕	**귀비탕**		
골반 혈소형		통경탕	**지작대영전**	귀비탕	당귀사역탕
상태별 – 노인		소풍순기원	**윤혈음**	경옥고	팔미지황원
상태별 – 소아		대황감초탕	**자윤탕**	귀기건중탕	
상태별 – 임신 산후		사물탕	**궁귀탕**	자소음	

* 보험처방

병인 + 생리유형 병약도표 2 (기본 처방)

병인 \ 생리유형	체열 많음	건실도 높음	체열/건실도 ⇦ 증등 ⇨	건실도 낮음	체열 적음
장액 복합형	을자탕	통경탕 사물탕 딩귀윤조탕	**자윤탕** 당귀윤조탕	제천전 난간전	당귀사역탕 팔미지황원
전신 이완형		소요산 계지가작약대황탕	자윤탕 **당귀건중탕**	귀비탕 경옥고	대건중탕 팔미지황원
열실 열결형	방풍통성산 양격산	대승기탕 을자탕	**소승기탕** 도인승기탕*	계지가작약탕	
소화관 이완형	비급환	지실작약산 삼화산	조중이기탕 삼출건비탕*	**삼출건비탕*** 사마탕	
정신 긴장형	단치소요산	가미귀비탕	**귀비탕** 우황청심원		
골반 혈소형		통경탕 도인승기탕*	**지작대영전** 대영전 부익지황원	귀비탕 당귀건중탕	당귀사역탕 삼기음
상태별 노인		자윤탕 소풍순기원	**윤혈음** 교밀탕	귀비탕 경옥고	당귀사역탕 팔미지황원
상태별 소아		자윤탕 대황감초탕	**자윤탕** 작약감초탕	귀기건중탕 밀전	
상태별 임신 산후		사물탕 당귀작약산	**궁귀탕** 사물탕	팔물탕 자소음	계지보허탕

* 보험처방

병인 + 생리유형 병약도표 3 (활용 처방)

병인		체열 많음	건실도 높음	체열/건실도 ⇦ 중등 ⇨	건실도 낮음	체열 적음	비 고
원발성 원인별	장액 복합형	을자탕	통경탕 자윤탕 당귀윤조탕 **사물탕**	**자윤탕**, 통유탕 당귀윤조탕, 우슬전 도인승기탕*, 우슬탕 대영전, 온경탕	**제천전**, 윤혈음 교밀탕, 난간전 당귀작약산	**당귀사역탕** 팔미지황원	① 단순정허 ② 노화약화 ③ 운동, 자윤복합
	전신 이완형		자윤탕 **소요산** 계지가작약대황탕	자윤탕, 당귀윤조탕 계지가작약탕, 소건중탕 수태지감산, 인삼양영탕 **당귀건중탕**, 작약감초탕	**귀비탕**, 보중익기탕 구선왕도고, 경옥고 대조죽, 귀기건중탕 대건중탕	**대건중탕** 팔미지황원	① 기허형 ② 단순기허형
	열실 열결형	**방풍통성산** 양격산 통도산	**대승기탕**, 당귀승기탕 대시호탕*, 을자탕 대황목단피탕*	**소승기탕**, 당귀윤조탕 도인승기탕*, 조위승기탕* 길경지각탕	**계지가작약탕**		① 열성 ② 열병(열결) ③ 담즙
	소화기 이완형	비급환	**지실작약산** 자상환	삼출건비탕*, **조중이기탕** 지실작약산, 사마탕, 온백원 반하백출천마탕, 삼화산, 비급환 만억환, 자상환, 단파두알 대화중음, 만억환, 감응환	**삼출건비탕*** 사마탕 오적산		① 비기허 ② 비기체 ③ 비습담체 ④ 적체형
	정신 긴장형	단치소요산	가미귀비탕	**귀비탕**, 우황청심원 가미소요산*			① 일시형 ② 심허형
	골반 혈소형		**통경탕**, 대영전 사물탕, 도인승기탕*	**지작대영전**, 대영전, 조경산 부익지황원, 칠제향부환 당귀윤조탕	**귀비탕**, 난간전 당귀건중탕	**당귀사역탕** 삼기음 팔미지황원	① 월경관련 ② 만성형태
상태별	노인		소풍순기원 **당귀윤조탕**	**윤혈음**, 제천전 교밀탕, 밀전	귀비탕, **경옥고** 구선왕도고 소풍순기원	당귀사역탕 **팔미지황원**	① 전신허약 ② 자윤결핍
	소아		자윤탕 **대황감초탕**	**자윤탕**, 작약감초탕, 당귀건중탕 소건중탕, 삼출건비탕*	**귀기건중탕**, 교밀탕 사마탕, 밀전		① 성장에너지
	임신		**사물탕**, 당귀작약산	**궁귀탕**, 사물탕, 달생산	팔물탕, **자소음**, 보허탕	계지보허탕	① 체온, 윤장
	산후			**궁귀탕**			
겸증별	소변	방풍통성산 팔정산, 양격산	방풍통성산 팔정산, 양격산				
	정신 이상		당귀승기탕 도인승기탕*	온백원, 비급환 자상환			
	월경 이상		통경탕, 대영전 도인승기탕*	대영전, 조경산 칠제향부환	난간전	삼기음	
	전신허약	원인별 ② 와 내용 동일					
	소화불량	원인별 ③ 과 내용 동일					
2차성	국소적/소화	삼기탕, 삼출건비탕*, 감응원, 만억환 / 월경-대영전, 통경탕, 난간전, 칠제향부환 등					
	전신적	인삼양영탕, 사물탕, 궁귀탕, 귀비탕, 경옥고, 작약감초탕, 우슬전, 지궁산, 생료사물탕, 공연단, 팔정산, 우슬탕, 을자탕					

※ 겸증이란 변비와 함께 소변장애나 월경이상, 정신장애 등을 겸하여 나타나는 변비를 말한다.
※ 2차성 변비란 치질 등 다른 질환이나 병증으로 인해 변비가 생긴 것으로 그 병증을 치료해야 변비가 치료된다.
* 보험처방

1) 장액 복합형 변비

병인 \ 생리유형	체열 많음	건실도 높음	체열/건실도 ⇦중등⇨	건실도 낮음	체열 적음
장액 복합형	을자탕	사물탕	자윤탕	제천전	당귀사역탕

장액 복합형 변비는 46쪽 생리유형에 포함되어 있다.

생리유형의 중요성

동일한 장운동 부족과 장액분비액 부족으로 나타나는 변비라 하더라도 이를 받아들이는 생리유형에 따라 반응과 대응이 다르므로 생리유형으로 체열과 건실도를 구분하고 적용하여 처방의 적중률을 높인다.

2) 전신 이완형 변비

생리유형 / 병인	체열 많음	건실도 높음	체열/건실도 ⇦중등⇨	건실도 낮음	체열 적음
전신 이완형		소요산	당귀건중탕	귀비탕	대건중탕

① 체열, 건실도 증등 (전신 이완형 변비)

처방해설

當歸建中湯(上45) 治 虛勞 裏急 腹痛 夢遺 咽乾. 血瘀 加當歸 名[當歸建中湯] 虛痛(腹) 虛痛(胸) 寒疝(前陰)白芍藥 五錢 桂枝 三錢 甘草炙 一錢 薑五片 棗四枚 黑糖 一兩 熔化服

- 소건중탕에 당귀를 더한 처방이다.
- 혈허(血虛)를 겸한 허약(虛弱)과 이로 인한 요통(腰痛), 복통(腹痛), 변비(便秘), 빈혈(貧血)에 사용한다.
- 소아의 혈허를 겸한 성장통(成長痛), 식욕부진(食慾不振), 성장부진(成長不振), 오줌싸개, 몽유(夢遺) 등에도 사용한다.
- 전신의 이완에 따른 소화기 근육의 이완으로 장의 운동성이 약화되어 음식의 이동의 느려지거나 쌓여서 변비가 되는 경우에 사용한다.
- 소건중탕을 변비에 많이 사용하나 당귀를 더하여 윤장을 더한 것이다.

변비 외 치료효과

- **복통, 성장통, 식욕부진, 소아허약,** 성장부진, 족번열, 피로, 쥐, 복직근구급, 견비통, 코피, 야제, 감기빈발

치험사례

당귀건중탕 작약 20g 계지 12g 감초자 4g 강 5편 조 4매 흑당 40g 용화복

소아 토분상 변비 (여 4세 서울시 자양구 자양동)

① 4개월전부터 변비가 심하여 건국대병원에서 치료를 받고 있으나 낫질 않는다.
② 대변은 토끼똥 처럼 딱딱하다.
③ 어린아이라 한약 탕액을 마시는 것이 쉽지않다. 소화기 운동성과 장액의 부족을 겸한 것으로 보고 늘 하든대로 당귀건중탕 과립제를 1회 9g씩 1일 3회 10여일 분을 지어주었다.

당귀건중탕을
① 7일정도 복용 뒤부터 변비가 사라지면서 정상적으로 대변을 보았고
② 토끼똥과 같은 대변형태도 정상변으로 바뀌었다.
③ 이후 같은 약으로 3주일을 계속 복용하였고 이후 6개월이 지날 때까지 변비가 재발하지 않았다.

(문성근 선생-이종대 자료집)

노인변비(老人便秘)(소건중탕 + 인삼) (남 70세)

① 수일 동안 대변이 통(通)하지 않고
② 상역목현(上逆目眩) 증상이 있다.
③ 하제(下劑)(실증약)를 쓰니 통증이 있으면서 다시 변비가 되었다.
④ 윤제(潤劑)를 쓰니 호전되지 않고 상역(上逆)이 더 심해진다.
⑤ 심하비경(心下痞硬)하고 소복(小腹)은 무력하다.

하제와 윤제를 사용해도 호전되지 않는 노인 변비를 목표로 소건중탕에 인삼 2돈을 더하여 지어주었다. 지어간 약을 복용한 뒤에는 대변이 쾌통(快通)했으며 그 뒤로 이 노인의 변비는 완치되었다.

(주갑덕 선생-새로보는 방약합편)

적용사례

당귀건중탕 변비 적용사례

1. **소아 토분상**(토끼나 염소 똥 모양) **변비** 여 4세 서울시 자양동
2. **노인변비**(老人便秘) 남 70세 (소건중탕 + 인삼)
3. **몽유병**(夢遊病), **무서움, 잠꼬대, 변비**(便秘) 남 8세 소양인 (귀기건중탕)
4. **위장기능 무력성 변비** 여 18세 (소건중탕. 고방강해)
5. **토끼똥 변비, 탈항, 배변기피** 여 3세 (소건중탕. 고방강해)
6. **소아짜증, 대변난**(大便難), **감기빈발, 성장통**(成長痛), **복통, 도한**(盜汗), **식욕부진, 혈색불량** 여 7세 120cm 20kg (귀기건중탕)

(이종대 자료집)

② 건실도 낮음 (전신 이완형 변비)

처방해설

歸脾湯(上66) 治 憂思 勞傷心脾 健忘 怔忡 又治 每觸遺精 健忘(神) 不睡(夢) 崩漏(婦人帶下) 鬱火(婦人月經) 濕痒(前陰) 陰戶出(前陰) 每觸遺精(精) 不禁(小便) 陰虛面浮(面) 勞傷吐血(血)

當歸 龍眼肉 酸棗仁炒 遠志 人蔘 黃芪 白朮 白茯神 各一錢 木香 五分 甘草 三分 薑五片 棗二枚

- 전신허약(虛弱)이나 심장기능이 저하되어 골반의 말초까지 충분한 혈액공급을 하지 못하고 나타난 허약성 변비에 사용한다.
- 질건조나 성교통, 성교출혈에도 사용한다.
- 연약한 사람이 신경을 많이 쓰거나 지속적으로 스트레스를 받은 결과 몸이 허약해지고 말초까지 혈액이 충분하지 전달되지 못해 발생하는 수족저림 피부건조, 수장건조, 족장균열, 설열, 이명, 갑상선기능저하 자궁출혈 등에 사용한다.
- 심장이 약하거나 피부가 곱고 연약한 사람에게 적합하다.
- 손발톱 균열이나 변형에도 사용한다.
- 혈액이 대장의 모세혈관까지 충분하지 전달되지 못해 발생하는 변비에 사용한다.

변비 외 치료효과

- **수족저림, 피부건조, 수장건조, 질건조, 손톱균열, 손발톱변형, 발꿈치 균열**, 주부습진, 혈관연약, 자반증, 수장한, 수족번열, 이명, 풍치통정충, 경계, 불안, 우울, 흉비, 천면, 불면, 건망, 탈모, 구미, 지절통, 갑상선기능저하증, 갑상선기능항진증, 한포진, 설열, 순건, 밤소변

치험사례

귀비탕 당귀 용안육 산조인(초) 원지 인삼 황기 백출 백복신 각 4g 목향 2g 감초 1.2g 강5 조2

혈색불량, 변비, 손끝갈라짐

(남 13세 소음인 서울시 구로구 시흥동)

항상 혈색이 좋지 않고 소음인으로 보이는 필자의 조카.

① 겨울이면 손끝과 발뒤꿈치가 자주 갈라진다.
② 입술이 잘 튼다.
③ 대변은 늘 토끼 똥처럼 단단하다.
④ 대변을 보려고 하지 않아, 변이 마려워도 항상 발뒤꿈치로 항문을 막으면서 화장실에 가려고 하지 않는다.
⑤ 근래에는 부모들의 성화로 제때에 대변을 본다.

손끝과 발뒤꿈치가 갈라지는 증상을 목표로 활혈윤조생진음으로 10일분 20첩을 지어주었다. 약을 모두 복용했으나 증상이 여전했다. 그런데 식욕이 좋아져서 밥을 잘 먹는다고 한다.

그래서 이번에는 입술이 트고 변비이므로 귀비탕 본방으로 10일분 20첩을 지어주었다.

① 약을 복용한 후로 혈색(血色)이 좋아졌다.
② 또한 손가락 끝과 발뒤꿈치 갈라지는 것은 없어졌으나,
③ 입술이 트는 것은 여전하다. 다시 귀비탕 본방으로 10일분 20첩을 지어주었다.

6개월을 관찰해 보니,

④ 전보다 몸이 많이 튼튼해지고
⑤ 혈색이 좋아졌다.
⑥ 토끼 똥처럼 단단하게 나오던 변비도 없어졌으며, 몸이 전체적으로 많이 좋아졌다.

(이종대-새로보는 방약합편)

변비, 피부건조, 주름, 피로, 발톱변형, 풍치(風齒)

(여 59세 태음인 주부 서울시 송파구 가락동)

보통 키와 체격이며 태음인으로 필자의 어머니. 이모에게 귀비탕을 투여한 후에 변비가 거의 정상으로 개선되었다는 소식을 듣고 약을 복용하고 싶다고 하셨다.

① 7~8년 간 매일 변비약을 복용하고 있다.
   ㉠ 변비약을 복용하지 않으면 대변을 전혀 볼 수 없다.
② 피부가 건조하고 하얗게 일어난다. 특히 지난겨울에는 피부가 하얗게 떨어질 정도였다.
③ 엄지발톱이 살을 파고들어 누르기만 해도 아픈데, 구두를 못 신을 정도이다.
④ 예전에 위궤양을 심하게 앓은 적이 있다.
⑤ 산후에 치아(齒牙)가 약해진 편이고, 피곤하면 잇몸이 들뜨고 부으며, 잇몸에서 액체가 나오곤 했다.

변비와 피부건조를 목표로 귀비탕 2배량으로 10일분 20첩을 투약했다. 약을 모두 복용한 후에 확인하니

① 변비가 개선되어 변비약을 복용하지 않아도 매일 정상 대변을 본다.
② 피부가 부드러워지고 윤기가 난다.
③ 주름도 개선되었으며 화장도 잘 받는다.
④ 피로감이 덜하다. 피로하여 매일 낮잠을 잤었는데 낮잠을 자지 않아도 피곤하지 않다.
⑤ 발톱을 누르면 아프던 것이 호전되어 편안해졌다.
⑥ 피곤하면 잇몸이 들뜨고 부으면서 액체가 나오던 것이 소실되었다.

(최선경 선생-새로보는 방약합편)

적용사례

귀비탕 변비 적용사례

9-1. **만성변비**(慢性便秘) 여 25세 소음인 160cm 50kg

9-2. **변비**(便秘) 여 42세 태음인

9-3. **변비**(便秘), **다몽**(多夢), **비듬**, **견비통**(肩臂痛), **여드름** 23세 열성태음인 182cm 85kg

9-4. **변비**(便秘), **수족저림**, **항강**(項强), **견통**(肩痛) 여 48세 소양성태음인

9-5. **변비**(便秘), **피부건조**(皮膚乾燥), **주름**, **피로**(疲勞), **발톱변형**, **풍치**(風齒) 여 59세 태음인

9-6. **혈색불량**(血色不良), **변비**(便秘), **손끝갈라짐** 남 13세 소음인

9-7. **여드름**, **변비**(便秘), **속쓰림**, **포만**(飽滿) 여 21세 태음인

9-8. **불면**(不眠), **변비**(便秘) 여 50세 태음인

9-9. **소화불량**, **식체빈발**, **변비** 여 23세 태음인

(30처방 한방생리. 빈용101처방. 새로보는 방약합편)

③ 체열 적음 (전신 이완형 변비)

처방해설

大建中湯 《金櫃.胸滿寒疝病門》心滿中大寒痛, 嘔不能飮食, 腹中寒, 上衝皮起出見有頭足

蜀椒 五分 乾薑 一錢二分半 人蔘 八分 膠飴 五錢

- 허약한 사람의 배가 찬 복통(腹痛)에 사용한다.
- 복벽(腹壁)은 얇고 연약무력 하여 장관에 깨스가 고이거나 연동미약으로 인한 무력성 변비에 사용한다.
- 배가 차고 가스가 고여서 팽만(膨滿)하고 아프며, 만성적인 소화불량을 겸할때 사용한다.
- 소건중탕증 보다 더 허냉, 허약한 사람에게 사용한다.
- 소화관이나 대장암이나 용종 수술 후 무력성 변비에도 사용한다.

변비 외 치료효과

- **복통, 식욕부진, 복명, 소화불량, 구토, 고창, 복부팽만, 장무력**

치험사례

대건중탕 **촉초** 2g **건강** 3g **인삼** 3.2g **교이** 20g

위암 변비, 오심 구토심, 식사못함, 거동못함, 피골상접

수개월 전 胃癌 진단을 받은 환자, 자가 치료를 하고 있다. 某人의 소개로 만나보니 환자가 방에 누워서 반 가워하는 것이다.

① 현재 식사는 못하고 죽이나 미음 소량씩을 먹는데
② 오심구토가 심하여 과즙도 먹지 못한다.
③ 나날이 약하여져 2-3일에 한번씩 링겔,아미노산 주사, 혈청주사 등으로 보충, 연명한다.
④ 舌은 濕潤而 無苔 赤色이고,
⑤ 精神은 확실하여 자기의 병력을 상세히 설명한다.
⑥ 起動을 못하고
⑦ 식사를 못하며 먹은 것이 없어 大便은 보지 못한다.
⑧ 腹狀을 보니 腹은 陷沒되어 있고 내용물은 전혀 없는 듯 皮骨이 相接이다.
⑨ 腹皮를 按之하니 腹에 狀이 파도를 치는 듯 불근 불근하는 것이었다.
⑩ 이것은 金櫃要略에 말하는 皮起出現 有頭足上 下痛이라 생각되었다.

필자는 瀉心湯과 大建中湯을 고심하였다.
2개의 처방은 人蔘, 乾薑이 들어있어 裏를 溫補하며 胃部位(中央)에 活力을 주는 作用이 있다.
皮起出現, 有頭足 上下痛의 狀은 裏冷한 原因으로 가스가 動한 것이라 생각되고, 或은 盤의 장난일지도 몰라서 于先 大建中湯을 投與하기로 하였다.
대건중탕 1첩의 1/2씩 복용하여 異狀이 없으면 1첩씩 계속 복용하도록 명하였다.
다음 2첩을 더 복용시켰더니

① 皮起出現 有頭足上下痛의 狀態가 더 심하여지고
② 저녁에는 가스가 계속 나오고 軟便이 나오더라고 한다.
③ 그 후부터 嘔症이 없어지고
④ 많은 량의(평상인보다는 적지만) 飮食을 먹게 되었다.

(서호정선생-고방강해)

심한 변비 (여 55세)

① 심한 변비로 고생을 한다. 대변은 1주일에 1번 정도 보는데 그것도 겨우 토기똥(兎糞) 몇조각이다.
② 양약이나 관장약 등은 효과가 없고
③ 배변시 힘을 쓰다보면 출혈도 있다고 한다.
④ 手足과 腹이 冷하며
⑤ 腸鳴이 있다.

처음에는 기본 4방부터 조사하기 시작했으나 大建中湯을 염두에 두고 뱃속에서 애기노는 것 같이 움직이는 것이 없느냐고 했더니 깜짝 놀라시며 꼭 그렇다고 하면서 창피스러워 남한테는 말도 못한다고 했다. 증상이 너무 大建中湯의 正證이어서 대건중탕으로 1첩을 투여하고 1일 3회 분복시켰다.
다음날 대변은 부드럽게 보았으나 약맛이 약간 아리다고 했다. 약맛이 아린게 좀 걸리기는 했으나 대변이 잘 풀렸으므로 다시 대건중탕으로 3첩씩 2번을 더 투여했다. 합 7첩으로 변비가 고쳐져 2달이 지난 지금도 재발되지 않고 하루에 2번 보는 날도 있다고 기뻐했다.

(서호정선생-고방강해)

적용사례

대건중탕 변비 적용사례

1-1. **심한 변비, 토분상, 분돈, 수족복냉, 장명** 여 55세 서호정선생-고방강해
1-2. **위암절제술후 후유증, 복통, 식욕부진, 무기력, 변비** 여 56세 태음인 인천시 통합방제학회-장성환선생
1-3. **위암 변비, 오심 구토심, 식사못함, 거동못함, 피골상접** 서호정선생-고방강해
1-4. **소화불량, 식체빈발, 두통, 변비, 복부연약무력** 여 29세 154cm 49kg 노의준선생 - 고방유취
1-5. **소화불량, 식욕부진, 변비** 남 55세 노의준선생-고방유취
1-6. **소화불량, 식체빈발, 속쓰림, 변비, 두통, 부종, 복근무력** 여 48세 노의준선생-고방유취
1-7. **맹장수술후 대변난, 연動不安, 腹虛滿** 여 32세 조구희약사-고방강해
3-1. **+육미회양음 위암 절제후 만성변비, 피로, 두중** 여 58세 소음인 전업주부 의정부시 이종대 자료집
3-2. **+대화중음-장무력성 고창(鼓脹), 복통, 식욕부진, 변비, 피로** 여 58세 소음인 시에틀 이종대 자료집
3-3. **+당귀사역탕- 대장암 수술 경력자, 장무력성 변비, 식욕부진** 남 64세 천안시 강병수선생
3-4. **+윤혈음+ 지실작약산 - 장폐색, 대변불통, 복통, 5년간 관장** 남 64세 김포시 백운기 선생-이종대 자료집

(2017.10.기준-이종대 자료집)

④ 건실도 높음 (전신 이완형 변비)

처방해설

丹梔逍遙散(中166) **治 月經不調 及血虛 五心煩熱 寒熱如瘧** 潮熱(火) 怔忡(神) 血虛發熱(婦人産後)

白朮 白芍藥 白茯苓 柴胡 當歸 麥門冬 各一錢 甘草 薄荷 各五分 薑三片

- 약간 실증의 월경불순에 사용한다.
- 감정이나 생리현상을 억제하거나 신경을 많이 쓰서 나타난 오심번열에 사용하고, 이와 연관된 상기나 정충, 갱년기장애 등에 많이 사용한다.
- 비교적 양인에게서 많이 나타나며 산후(産後)에 혈허증상(血虛症狀)이 나타나면서 발열(發熱)이 수반되었을 때도 사용한다.
- 변비를 겸한 경우에도 사용한다.

변비 외 치료효과

- **심계항진, 상열, 정충, 흉비, 흉민, 불면, 불안, 월경불순,** 안면홍조, 갱년기장애, 우울, 손저림, 짜증남, 하혈, 숨참

적용사례

단치소요산 **백출 백작약 백복령 시호 당귀 맥문동** 각 4g **감초 박하** 각 2g **강3**

단치소요산 변비 적용사례

1-1. **갱년기 증상, 변비**(便秘) 여 57세 160cm 60kg

1-2. **상열**(上熱), **불안**(不安), **변비**(便秘), **외한**(畏寒), **천면**(淺眠), **신중**(身重) 여 52세

1-3. **명치통, 변비**(便秘), **수족랭**(手足冷), **피부거침** 여 24세 소음인 158cm 50kg

1-4. **갱년기 월경불순, 하혈**(下血), **변비, 수족랭**(手足冷), **식욕부진, 정충**(怔忡), **불안**(不安), **초조**(焦燥) 여 50세 소양성소음인

(2017.10.기준-이종대 자료집)

3) 열실 열결형 변비

병인 \ 생리유형	체열 많음	건실도 높음	체열/건실도 ⇦중등⇨	건실도 낮음	체열 적음
열실 열결형	방풍통성산	대승기탕	소승기탕	계지가작약탕	

① 체열, 건실도 증등 (열실 열결형 변비)

처방해설

小承氣湯(下8) **治傷寒裏證 小熱 小實 小滿 宜緩下者. 傷寒論: 大便必硬 硬則譫語 小承氣湯主之. 裏症(寒)**

大黃 四錢 厚朴 枳實 各一錢半

- 고열의 질환을 앓고 난 뒤 나타나는 변비에 사용한다.
- 체열이 많은 실증의 변비(便秘)에 사용한다.
- 변비로 인한 고창증(臌脹證), 하복팽만(下腹膨滿), 두중(頭重), 정신질환(精神疾患) 등에도 사용한다.
- 변비로 인한 복통(腹痛)이나 방귀냄새가 고약한 경우에도 사용한다.

변비 외 치료효과

- **고창, 두통, 두중, 심번, 고열,** 경련, 양광

치험사례

소승기탕 대황 16g 후박 지실 각 6g

변비 두중(頭重), 소변적(小便赤)

(여 21세 소양인 경기도 안양시 호계동)

보통 키에 약간 살이 쪘으며 소탈한 성격의 건실한 약제사인 아가씨의 표정이 무거운 것이 좋지 않았다.

① 일어날 때부터 지금까지 머리가 몹시 무겁고 띵하게 아프다.

② 평소 변비가 없고 매일 대변을 잘 보았었는데, 며칠 전부터 대변을 잘 못 보았으며,

③ 오늘 아침에는 변의(便意)는 있는데 대변을 조금밖에 보지 못했다.

④ 어제 점심에 라면을 먹고 목과 명치의 중간 지점인 전중(膻中) 부위가 몹시 아팠으며 저녁에도 라면을 먹고 난 후 역시 전중(膻中) 부위와 식도가 몹시 아픈 뒤에 속이 거북했다.

⑤ 전에는 대변을 보면 되고 모양이 좋았으나, 오늘 아침에는 모양은 비슷하나 대변에 점액성이 부족한 듯 푸석하다.

머리가 무거운 증상이 변비와 하복에 가스가 울체(鬱滯)되어 발생했다고 보고 소승기탕에 창출을 더하여 3첩을 지어주었다.

① 한 첩을 급히 달여 먹고 나니 숨을 못 쉴 정도로 심하게 10초 정도 배가 아팠으며,

② 몸에서 열이 나고 전신이 나른해지며,

③ 아침과 같이 여전히 머리가 무겁고 몸이 불편했다. 이때 배가 아픈 것은 약을 복용하여 급격한 장 운동으로 발생하는 것이므로 크게 염려하지는 않았다.

④ 10분 후 어지럽다며 누워서 1시간 정도 자고 일어나더니, 약간의 두중(頭重)은 있었으나 한결 가벼워져서 지낼 만하다.

⑤ 이때 방귀도 서너 번 나왔으며

⑥ 냄새가 평소와 달리 아주 고약했다고 한다.

나머지 2 첩을 점심과 저녁에 나누어 먹었다.

⑦ 다음날 아침엔 어제 아침보다는 훨씬 나았으나 어제 저녁보다는 머리가 띵하게 무거웠으며

⑧ 매일 보던 대변도 마렵지 않아 보지 못했다.

⑨ 다음날 아침에 일어나니 머리가 약간 띵했으며

⑩ 출근한 후 배가 10초 정도 몹시 아프더니 대변이 마려워서 화장실에 갔더니 평소보다 가늘고 묽은 대변을 보았다.

⑪ 그 후로 두중(頭重)이 괜찮아졌다.

⑫ 대변은 냄새가 심하게 났으며

⑬ 소변은 여전히 붉게 나왔다.

⑭ 4일째 아침부터는 두중(頭重),

⑮ 대변을 보지 못하는 것,

⑯ 소변이 붉은 것이 모두 정상이 되었다.

(이종대-새로보는 방약합편)

고창(鼓脹), 변비(便秘)
(여 36세 연약한 소양인 주부 서울시 서대문구 북가좌동)

매일 아침 대변이 한 번에 시원하게 나오지 않아서 2~3번 연속하여 본다. 연약하고 피부가 희고 마른 형이며, 며칠 전 풍치통으로 계속 아파서 귀비탕에 죽여를 더한 처방 2첩을 복용하고 있는 중이다.

① 4일 전부터 대변이 마렵지 않아서 매일 보던 대변을 못 보고 그냥 지내 왔다.
② 4일째는 아랫배가 팽만(膨滿)하여 마치 바가지를 엎어 놓은 듯 튀어나와 있다.
③ 가슴이 번거로우면서 앞머리가 띵하다.
④ 배꼽 이하 아랫배가 고무풍선처럼 부풀었는데, 평소보다 아랫배의 높이가 3cm정도 더 높았다.

4일간 대변을 보지 못하여 발생한 하복팽만(下腹膨滿)을 목표로 소승기탕을 사용하기로 하고 대황, 후박, 지실 2돈에 윤장(潤腸)과 대황의 약성을 다소 완화하고자 당귀와 감초를 2돈씩 더하여 2첩을 투여했다.

① 아침 9시경에 1첩을 복용하고 나니 아무런 변화가 없어서,
② 1시간 후에 다시 1첩을 먹고 나니 다음 날부터는 종전처럼 정상적인 대변을 보았으며
③ 고약한 방귀나 대변 냄새도 없어졌다. 소승기탕 2첩으로 4일간의 변비와 하복팽만이 완전히 치료되었으며
④ 이후로는 증상이 없었다.

(이종대-새로보는 방약합편)

적용사례

소승기탕 변비 적용사례

1-1. **완고한 변비**(便秘) 남 70세
1-2. **고창**(鼓脹), **변비**(便秘) 여 36세 연약한소양인
2-1. **두중**(頭重), **소변적**(小便赤) 여 21세 소양인
3-1. **전신경련**(全身痙攣) 남 2세 태양인
4-1. **수족마비**(手足痲痺), **두통**(頭痛) 여 21세 태음인
5-1. **광증**(狂症) 남 26세 태음성소양인 177cm 74kg
6-1. **변비, 천만, 부정맥** 남 55세 이근춘선생
7-1. **변비, 복만, 복수, 복통** 여 장모님 김구영선생-병인론
8-1. **부작용** 남 28세소양성태음인 180cm 80kg

(30처방 한방생리. 빈용101처방. 새로보는 방약합편)

② 건실도 낮음 (열실 열결형 변비)

처방해설

桂枝加芍藥湯 (傷寒論) 桂枝湯證, 而拘攣劇者, 腹滿, 腹時痛者, 桂枝加芍藥湯主之.

桂枝 大棗 生薑 各一錢 芍藥 一錢半 甘草 五分

- 허약한 사람의 장무력성 변비에 사용한다.
- 식욕부진 복통(腹痛) 충수염 등에도 사용한다.
- 약성을 활용하여 허약성 긴장으로 발생한 견비통(肩臂痛)이나 근육통, 쥐 나는 것에 사용하며 복직근 등이 긴장되었을 때 적중률이 높다.
- 교이가 빠진 소건중탕과 같으며 평소 설사 경향의 사람에게는 부적합하다.
- 의외로 묽은 변이 있는 경우에 사용하기도 한다.

변비 외 치료효과

- **식욕부진, 변비경향, 복통, 충수염, 성장통, 견비통, 근육통,** 좌섬, 쥐, 피로, 곤권, 요통, 슬통, 족번열

치험사례

계지가작약탕 **계지 대조 생강** 각 4g **작약** 6g **감초** 2g

심한 변비(便秘), 복통 (남 50대 강원도 원성군 신림면)

나 자신의 일이다. 1978년 여름 큰 복숭아를 한 개 먹었다. 안식구가 담배 피는 사람에겐 복숭아가 좋으니" 하며 더 먹으란다. 3개를 먹었다.
① 오후쯤 되니 맹렬한 腹痛이 일어나고,
② 대변은 조금도 나오지 않고 裏急後重만 심하다.

桂枝加芍藥湯을 먹었다.
① 腹痛이 멎어서 조금 자고 난 뒤,
② 더 심한 腹痛으로 견딜 수 없고 대변은 나오지않고, 裏急後重이 더 강하다. "이것은 내가 大實痛者다"하고 계지가작약탕에 大黃1전을 가해서 끓였다.
③ 끓이는 약 냄새에 腹痛이 멎었다.
④ 이것을 마시니 腹痛이 깨끗이 사라지고 오랬동안 잤다.
⑤ 자고 깨니 다시 음식과 약을 몽땅 吐하고,
⑥ 그 후에는 소리를 지를 수도 없는 극심한 腹痛으로 아무래도 죽을 것 같은 기분이다.

저녁 늦게 병원에 갔다. 당직의사가 아픈 배를 사정없이 눌러대니 나는 참을 수 없이 아프다. 의사보고 "나는 죽을 것 같으니 빨리 관장시켜주십시오"했더니 내일 아침9시에 검사를 해봐야 약을 쓰든지 관장을 시키든지 한다는 것이다. 나는 아침까지 살지도 못할 기분이다. 집에 들어와서 생각해 봤다 大黃이 맞지 않는 것 같다. 극심한 고통에 當歸健中湯이 생각났다. 桂枝加芍

藥湯에 當歸10g을 가해서 一服에 다 먹었다.
① 腹痛이 싹 멈추었다.
② 이튿날 아침 대변이 많이 나왔다. 속이 시원하게 느껴지고 나왔다.
③ 當歸와 大黃의 차이를 몰랐으니 자신이 허(虛)한지 실(實)한지 몰랐던 것이다.

(심선택선생-신선택 자료집)

대변난, 복통, 이급후중

(여 85세 제주도 제주시 삼도1동)

구정뒤 아주 추운 날, 중년의 부인이 내방하여 친정 모친이 몸이 아파서 사경을 헤매고 있다고 한다. 증상은
① 배만 아프고
② 대변을 보려 해도 나오지 않고
③ 그렇다고 해서 변이 딱딱하고 굳은것도 아니라 한다.
④ 배의 통증이 얼마나 심한지 발작할 때면 숨이 넘어가는 것 같다고 한다.
⑤ 항문은 벌어져 누런 물만 줄줄 흐르는데
⑥ 대변은 안 나오고 항문 주변이 빼근하여
⑦ 항문이 빠지는 것 같다고 한다.
⑧ 연세도 있어서 돌아가실 것 같아 수의를 입혔다 벗겼다 한 것이 4-5회나 된다.
⑨ 돌아가실 줄 알면서도 미음대신 약이라도 떠 넣겠다고 하며 지인의 소개로 왔다고 한다.

환자를 직접 본 것도 아니고, 모습이나 형체를 살핀 것도 아니라서 우선 太陽太陰 服滿時痛者는 계지가작약탕으로 치료한다는 「상한론」 조문이 생각나 우선 6첩을 주면서 냄비에다라도 달여서 3일 내에 복용토록 하고 보냈다. 4일 후 다시 와서 이르기를,
① 그 약을 복용한 뒤부터는 일어나서 앉으려고도 하고
② 음식을 조금씩 들며,
③ 복통과 이급후증이 10분의 7은 소실되었다는 것이다. 다시 1제를 10일 분을 가져갔다.

6개월이 지난 8월 중순경 어떤 할머니가 현관계단을 오르면서 그때 그 약으로 살려놓지 않았으면 저승으로 가서 편안하였을 텐데 다시 살아나서 더위에 이 고생을 시킨다는 것이다. 할머니의 이 표현은 결국은 감사의 인사였다.

(김희경선생-제주 남성당한약방)

적용사례

계지가작약탕 변비 적용사례(2017.7.24.기준)

1-1. **복통, 심한변비** 남 60여세 강원도 원성군 신림면 심선택선생

1-2. **극심복통, 대변난, 항문이완, 항문통** 여 85세 제주도 제주시 삼도1동 김희경선생

(이종대 자료집)

③ 건실도 높음 (열실 열결형 변비)

처방해설

大承氣湯(下8) **治 傷寒裏證 大熱 大實 大滿 宜緩下者. 傷寒論: 大便必硬 硬則譫語 大承氣湯主之. 發狂(寒) 便燥血壅(頭) 熱痛(胸) 裏症(寒) 通治(大便) 偏頭痛(頭)**

大黃 四錢 厚朴 枳實 各一錢半

- 소승기탕에 대황이 증량되고 망초가 더해진 처방이다.
- 고열의 질환을 앓고난 뒤 나타나는 변비나 체열이 많은 실증의 변비(便秘)에 사용한다.
- 변비로 인한 고창증(臌脹證), 하복팽만(下腹膨滿), 두중(頭重)에도 사용한다.
- 혹은 대변의 과도한 적체로인해 나타나는 미친병인 광증이나, 정신질환(精神疾患)에도 사용한다.
- 변비로 인한 복통(腹痛)이나 방귀냄새가 고약한 경우에도 사용한다.
- 변비로 인한 구취에도 사용한다.
- 소승기탕 보다 변비가 더 심하고 열이 더 많거나 완고할 때 사용한다.

변비 외 치료효과

- **고창, 두통, 두중, 심번, 고열,** 경련, 양광, 구취, 의식불명

치험사례

대승기탕 **대황** 16g **후박 지실** 각 6g

변비(便秘), 고열(高熱), 경련(痙攣) (○○○ 남)

중일(中日)전쟁 때의 일로서 차남이 유행성 뇌염에 걸려 일본 신강 선생의 지시를 받으며 치료를 했으나 아무런 효과가 없었다. 뿐만 아니라 10여 일 동안 변비가 계속되었다.

① 유행성 뇌염으로 인해 고열(高熱)과 경련(痙攣)을 일으킨다.

② 10여 일 이상 변비(便秘)가 있다. 유행성 뇌염으로 인한 고열과 경련을 비롯하여 10여 일 지속되는 변비를 목표로 대승기탕을 투여했다.

① 대승기탕을 복용한 뒤에 대량의 굳은 똥이 배설되었고

② 그 이후로 고열이 차츰 내려 호전되기 시작했다.

③ 가벼운 후유증은 계속하여 억간산에 작약, 황련을 더하여 복용시킨 뒤 비교적 단기간 내에 완치되었다.

(배원식 선생-새로보는 방약합편)

변비(便秘)
(남 26세 태음성소양인 177cm 74kg 경기도 부천시)

건장해 보이는 체격이나 복부 비만이 있다.

① 변비가 2년 6개월 전부터 시작되었다.
  ㉠ 매우 소량의 농축된 대변이 나온다.
  ㉡ 대변을 본 후에도 뱃속에 아직 변이 많이 남아 있는 느낌이다.
  ㉢ 담배를 피우지 않거나 복부 마사지를 하지 않으면 대변이 나오지 않을 때도 있다.
  ㉣ 억지로라도 항상 아침에 변을 보려고 한다.
  ㉤ 평소에 방귀를 많이 끼고 트림을 많이 하는 편이다.
② 간혹 설사처럼 물 성분과 함께 삐지직 나올 때도 있다. 그러나 이때도 뱃속에 변이 남아 있는 느낌은 같다.
③ 평소 복부에 가스가 많이 찬다.
  ㉠ 특히 라면이나 빵, 우유, 아이스크림을 먹었을 때 현저하다.
  ㉡ 빵과 우유를 좋아하여 방귀나 트림을 자주 한다.
④ 평소 먹는 양이 많다. 그만큼 소화력에도 문제가 있지는 않은 것 같다. 하지만 성격이 급하여서 남들보다 자주 체하는 편이다.
⑤ 공기에 민감하다. 피곤하면 하품을 많이 해서 눈물을 쏟아내면 훨씬 컨디션이 좋은 느낌을 받는다. 영화관에서도 공기가 나빠서인지 재미있게 영화를 보고도 밖에 나오면 몇 분 동안 하품을 한다. 그래서 갑갑한 곳을 싫어한다. 공기 순환이 안 되는 곳에 1~2시간 있으면 머리가 아프다
⑥ 몸의 열이 두부에 많다. 두피(頭皮)에 심한 발진(發疹)이 있다.
⑦ 평소 조금만 공부를 해도 어깨결림이 나타난다.
⑧ 성장기 때 약간 비만이었고 알레르기성(환절기) 비염이 오랫동안 있었으나 작년부터 없어졌다.

오래 전부터 있어온 변비를 목표로 대승기탕 6첩을 달여서 복용했다.

① 자기 전에 1번 복용했는데 다음날 평소와 다르게 배에 매우 가스가 차 있었다. 기분이 좋지 않았다.
② 아침을 먹고 1번을 더 복용했다. 몇 분이 되지 않아 변의(便意)가 느껴졌다. 배에는 엄청나게 가스가 차있었고 대변을 보았다.
③ 관장약을 사용한 것처럼 많은 양의 묽은 변을 보았다. 탁한 물과 같이 느껴졌다.
④ 그런데 대변을 본 후에도 창만(脹滿)은 여전했다.
⑤ 몇 분이 지나지 않아 또 대변을 보았다. 그렇게 오전에 4번에 걸쳐서 대변을 보았다.
⑥ 온몸의 기운이 빠져나가는 것만 같았다. 매우 피곤하고 정신이 혼미했다. 시험 때라서 공부해야 했는데 잠만 잤다. 오후에 밥을 먹고 한약을 먹으려고 하니 겁이 났다. 그래도 한 번만 더 복용하기로 했다. 오후에도 오전과 같이 화장실을 자주 갔다.

(여운복 선생-새로보는 방약합편)

적용사례

대승기탕 변비 적용사례

1-1. **변비(便秘), 고열(高熱), 경련(痙攣)** 남
1-2. **변비(便秘)** 남 26세 태음성소양인 177cm 74kg
2-1. **정신이상(情神異常), 심한 변비** 남
2-2. **졸도(卒倒), 뇌종양(腦腫瘍), 대변불통, 설흑초, 맥실(脈實)** 남 50대
3-1. **의식불명(意識不明), 음식불납, 방귀, 대변불통, 설흑건조(舌黑乾燥), 맥실유력(脈實有力)** 여 83세

(2017.10.기준-이종대 자료집)

④ 체열 많음 (열실 열결형 변비)

처방해설

防風通聖散(下4) 治 諸風熱 或瘡疹黑陷 或風熱瘡疥 頭生白屑 面鼻紫赤 肺風瘡 大風癩疾 或熱結 二便不通並解酒毒 大頭瘟(寒) 大風瘡(諸瘡) 頭瘡(諸瘡) 鼻淵鼻衄(鼻) 鼻痔鼻瘡(鼻) 濕熱(濕) 濕熱痛(頭) 實乳蛾(咽喉) 楊梅瘡(諸瘡) 熱症(風) 熱閉(大便) 熱暈(頭) 癮疹(皮) 二便閉(大便) 癲狂(神) 諸瘡(小兒) 喘嗽(小兒麻疹)

滑石 一錢七分 甘草 一錢二分 石膏 黃芩 桔梗 各七分 防風 川芎 當歸 赤芍藥 大黃 麻黃 薄荷 連翹 芒硝 各四分半 荊芥 白朮 梔子 各三分半

- 열성상태(熱性狀態)에서 나타나는 피부병이나 여드름에도 사용한다.
- 열성상태의 비만이나 비만이면서 변비일 경우에도 사용한다.
- 열성상태의 고혈압에도 사용한다.
- 소아의 열성편도염에 사용하며 특히 유아에게 더 적합하다.
- 열성상태(熱性狀態)에서 나타나는 코감기나 주사비에도 사용한다.
- 중풍 증상이 발생했을 때 청열(淸熱), 발표(發表), 사하작용(瀉下作用)을 통해 열을 급히 배출시켜 주는 작용도 한다.
- 얼굴이 붉고 열이 있거나 찬 것을 좋아하는 사람의 변비에 많이 사용한다.

변비 외 치료효과

- **고열, 피부병, 여드름, 비만증, 변비, 소아편도염,** 주사비, 비색, 코골이, 구미, 통풍, 뇌출혈, 고혈압증, 동맥경화증, 아토피

치험사례

방풍통성산 **활석** 6.8g **감초** 4.8g **석고 황금 길경** 각 2.8g **방풍 천궁 당귀 적작약 대황 마황 박하 연교 망초** 각 2.4g **형개 백출 치자** 각 1.8g

변비(便秘), 소변불통(小便不通)

(남 50세 열성소음인 서무과장 172cm 80kg 전남 해남군)

얼굴이 붉고 여드름 흉터가 많으며, 허리 부분이 비대(肥大)하다. 나이에 비해 머리가 매우 검다. 친구의 아버지로,

① 대변과 소변을 시원하게 보지 못한 지 5~6년이 되었다.

② 대변의 양상은 굵고, 변기가 막힌다. 주로 일주일에 한 번씩 대변을 본다. 한 달 동안 변을 못 본 적도 있으며, 매우 불편해 하고 있었다.

③ 소변은 자주 보고 잔뇨감(殘尿感)이 있으며, 뜨끔뜨끔하고, 소변줄기가 미약하다. 양방 병원에서 전립선 비대증으로 진단을 받았다.

④ 고혈압과 고지혈증이 있어 상열감(上熱感), 번증(煩症)이 있다.

⑤ 20년 전 감나무에서 떨어져 디스크 증세가 있다. 환측 다리가 붓고, 잠잘 때 간헐적 경련이 있는데 증상이 심해서 부부가 따로 잘 때도 있다.

⑥ 스트레스를 많이 받고 있으며, 스트레스를 받으면 얼굴이 검어진다고 한다.

⑦ 간수치와 중성지방 수치가 높다. 삼겹살과 술을 매우 좋아했으나 지방수치 때문에 3~4년간 먹지 않았다.

⑧ 밥을 먹어도 금방 배가 고파지고, 배고픈 것을 견디지 못한다.

⑨ 찬물을 벌컥벌컥 마시고, 늘 목말라한다.

⑩ 비듬이 많다.

직업상 스트레스를 많이 받아 기(氣)가 울결(鬱結)되기 쉽고, 수년 전 자식의 죽음으로 기울(氣鬱)의 증상이 심해져서 분심기음 본방으로 10일분 20첩을 투약했다.

① 약 복용 후 대변이 약간 묽어져 휴지에 묻어 나온다.

② 이외에 특별하게 호전된 점은 없다. 얼굴이 붉고, 땀을 많이 흘리며, 비듬이 많고, 더운 것을 견디지 못하는 것은 표부(表部)에 열이 있기 때문이며, 찬물을 벌컥벌컥 마시며, 식욕이 왕성하고, 쉽게 배가 고프고, 목이 마르며, 상열감(上熱感), 번민(煩悶)이 있는 것은 이부(裏部)의 열로 인한 것으로 판단되어 방풍통성산 본방으로 15일분 30첩을 투약했다.

③ 약 복용 후 확인해 보니, 변비가 많이 호전되어 이틀에 한 번씩 대변을 보게 되었다.

④ 그러나 소변은 예전보다 약간 좋아진 정도에서 머물렀다.

⑤ 콜레스테롤 수치가 정상치로 돌아왔고,

⑥ 배가 예전보다 덜 고파지고, 밤에 간식이 당기지 않았다.

(박정의 선생-새로보는 방약합편)

열성변비

(남 53세 열성태음인 174cm 98kg)

체격이 좋으며 얼굴이 붉다. 살이 찌다보니 허리와 관절에 무리가 오며 고혈압과도 밀접한 연관이 있어 다이어트를 하기로 하고. 일단 변비증상이 있어 복부 비만 및 변비 치료를 결정하였다.

① 고혈압 약을 10년 넘게 복용중이다.
② 복부비만으로 인해 허리통증 호소한다.
③ 변비가 있으며
④ 손발이 저리는 증상 호소한다.
⑤ 음식을 먹을 때도 땀을 많이 흘리며 열이 많은 편이다.
⑥ 한겨울에도 반바지와 반팔을 입고 생활한다.

체격 좋고 얼굴 붉은 사람의 변비와 복부 비만에 방풍통성산 1,5배량으로 하루 3회 식전에 15일에 걸쳐 복용토록 했다.

① 3일정도 복용후 변비가 풀려가며 대변보는 횟수가 늘어났다. 시원한 느낌이 든다고 한다.
② 그 후 약을 다 복용할 때까지 하루 2~3회정도 대변을 봤다.
③ 대변은 퍼지지 않고 딱딱하지도 않은 약간 무른 상태였다.
④ 하지만 대변이 잘 나오고 증가되었음에도 실질적인 체중감량은 이루어 지지 않았다.

(송민혁선생-이종대 자료집)

적용사례

방풍통성산 변비 적용사례

1-1. **변비**(便秘), **소변불통**(小便不通) 남 50세 열성소음인 172cm 80kg
1-2. **변비**(便秘), **식욕왕성**(食慾旺盛), **소화불량**(消化不良) 남 27세 184cm
1-3. **열성변비** 남 53세 열성태음인 174cm 98kg
1-4. **식욕왕성**(食慾旺盛), **변비**(便秘-잔변감), **신중**(身重) 여 54세 태음성소양인 158cm 62kg
2-1. **비만**(肥滿), **고혈압**(高血壓), **변비**(便秘) 여 46세
2-2. **비만**(肥滿), **변비**(便秘), **생리통**(生理痛-부작용 설사발생) 여 27세 160cm
2-3. **비만**(肥滿), **변비**(便秘), **복부팽만감**(腹部膨滿感), **소화불량**(消化不良) 남 30세 소양성태음인 180cm 84kg
3-1. **유아편도염**(乳兒扁桃炎), **고열**(高熱), **변성**(變聲), **구토**(嘔吐), **대소변불통**(大小便不通) 여 10개월 소양성태음인
3-2. **식중독후유증**(食中毒後遺症), **하복팽만**(下腹膨滿), **변비**(便秘) 여 41세

(2017.10.기준-이종대 자료집)

4) 소화기 이완형 변비

병인 \ 생리유형	체열 많음	건실도 높음	체열/건실도 ⇦중등⇨	건실도 낮음	체열 적음
소화기 이완형		지실작약산	조중이기탕	삼출건비탕	

① 체열, 건실도 증등 (소화기 이완형 변비)

처방해설

調中理氣湯(下96) 治 虛痢氣弱. 子痢(婦人妊娠) 虛痢(大便)

白朮 枳殼 白芍藥 檳榔 各一錢 蒼朮 陳皮 各八分 厚朴 七分 木香 五分

- 평위산에 장운동을 촉진시키는 백출 백작약 지각 빈랑이 더해진 처방이다.
- 소화기의 운동성을 증가시키는 작용을 통해 식적을 치료하며, 임상에서는 일반적인 소화불량 증상에 많이 사용한다.
- 변비의 경향이 있거나 장관의 운동이 원활하지 못해 나타나는 소화불량에 사용한다.
- 소화불량을 겸한 변비에 많이 사용하며, 소화불량으로 나타나는 부종에도 사용한다.

변비 외 치료효과

- **소화불량**, 오심, 부종, 피로, 복부팽만

치험사례

조중이기탕 **백출 지각 백작약 빈랑** 각 4g **창출 진피** 각 3.2g **후박** 2.8g **목향** 2g

소화불량(消化不良), 변비(便秘)

(여 23세 소음성소양인 163cm 43kg 경기도 안양시)

① 4~5년 전인 고등학교 때부터 소화불량과 속쓰림이 있었으나 병원에서 1달간 약을 복용한 후 경감된 상태이다.
② 소화가 잘 안 되는 편이며 평소에 잘 체한다.
③ 헛배가 부르고 가스가 차며 속이 느글거리기도 한다.
④ 변비가 있으며 3~4일에 1회 정도 보고 굵고 되다.
⑤ 대변은 오래 보고 잘 안 나온다.
⑥ 음주 다음날에 설사를 1회 정도 한다.
⑦ 병원에서는 위염과 방광염으로 진단받았다.
⑧ 피부가 건조하다.
⑨ 추위는 많이 타며 몸은 보통이나 손은 따뜻한 편이다.
⑩ 시원하고 따뜻한 음식과 시고 달고 매운 것을 좋아한다.
⑪ 평소 물을 거의 마시지 않는다.
⑫ 식사는 아침은 안 먹고 1일 2식 하며 식욕은 좋다.
⑬ 잠은 잘 자며 가끔 잠꼬대를 하거나 무서운 꿈을 꾼다.
⑭ 기운이 없고 의욕이 없다.

평소 소화가 잘 안 되면서 발생한 소화불량을 겸한 변비를 목표로 조중이기탕 1.5배량에 윤장(潤腸)을 위해 당귀 1.5돈과 음주 후 설사와 방광염(膀胱炎)을 감안하여 택사, 복령을 각 1돈씩 더하여 10일분 20첩을 지어주었다.

1달 14일 뒤인 4월 하순에 다시 내원했다. 경과를 들어 보니,

① 약 복용 초기 며칠은 속이 쓰렸으나,
② 그 뒤로는 괜찮았다고 한다.
③ 복용 중에는 대변도 매일 1번씩 쉽게 보았으며
④ 소화도 잘 되고
⑤ 가스가 차고 느글거리는 것도 나아졌다고 한다.
⑥ 또 피부가 건조한 것도 조금 덜한 것 같다고 한다.

이번에는 지난번 약을 복용한 뒤부터 덜하기는 하나

① 아직 소화불량이 있다.
② 이번에는 식후에 오심(惡心)이 있다.
③ 스트레스를 받아서인지 가슴이 두근거리고 신경질, 짜증이 자주 있다. 오심을 생각하면 불환금정기산이나 평진탕, 영계출감탕 등을 검토해야 할 것이나 수년 동안 지속된 변비가 일거에 해소된다고 보기는 어렵다고 보아서 지난번과 같은 조중이기탕에 기울(氣鬱)을 감안하여 향부자, 소엽을 1.5돈씩 더하여 1제를 지어주었다.

(조영재 선생-새로보는 방약합편)

적용사례

조중이기탕 적용사례

1-1. **소화불량**(消化不良), **오심**(惡心), **부종**(浮腫), **피로**(疲勞) 여 29세 소음성태음인

1-2. **소화불량**(消化不良), **변비**(便秘) 여 23세 소음성소양인 163cm 43kg

2-1. **+ 대황목단피탕 - 소아맹장염, 복통, 구토, 복열감** 남 8세 초등1학년 캄보디아인 캄보디아 깜퐁톰

(2017.10.기준-이종대 자료집)

② 건실도 낮음 (소화기 이완형 변비)

처방해설

蔘朮健脾湯(上21) 健脾 養胃 運化飮食. 補益(內傷)

人蔘 白朮 白茯苓 厚朴 陳皮 山査肉 各一錢 枳實 白芍藥 各八分 砂仁 神麯 麥芽 甘草 各五分 薑三片 棗二枚

- 소화력이 약한 사람의 식욕부진(食慾不振), 소화불량(消化不良), 변비(便秘), 대변불규칙(大便不規則) 등에 사용한다.
- 소화기가 약하면서 변비경향이 있거나 대변이 불규칙 적인 사람의 소화불량에 사용한다.
- 어린이의 식욕부진을 겸한 변비(便秘)에 많이 사용한다.

변비 외 치료효과

- **소화기허약, 소화불량, 식욕부진**, 식체빈발, 복통, 속쓰림, 명치통, 변불규칙, 구취, 두중, 신중, 면부종

치험사례

삼출건비탕 **인삼 백출 백복령 후박 진피 산사육** 각 4g **지실 백작약** 각 3.2g **사인 신국 맥아 감초** 각 2g **강2 조2**

변비(便秘)

(여 47세 소양성태음인 교수 서울시 구로구 개봉동)

보통 체격에 이마가 약간 나온 필자의 이모.

① 10년 이상 된 변비가 있다. 변이 된 편이며 토끼똥처럼 나온다.
② 최근 얼굴에 잡티가 많이 나며, 특히 이마에 잡티가 심하다.
③ 아침에 손바닥에 열이 난다.
④ 최근 위염(胃炎), 십이지장염으로 병원에 입원한 적이 있다.
⑤ 평소에 식욕이 별로 없으며 식사 때가 되면 하루 두 끼 정도 겨우 먹는 정도이다.
⑥ 소화가 잘 안 되는 편이며 속이 더부룩하고 가스가 차며, 식전, 식후에 꾸르륵거린다.
⑦ 저혈압의 경향이 있고, 피곤(疲困)하고 아침에 잘 못 일어나며 기운이 없고 몸이 무겁다.
⑧ 뒷목이 뻐근하고 어깨가 결리고 눈이 피로하다.
⑨ 잠귀가 밝아서 잘 깬다.
⑩ 냉대하(冷帶下)가 약간 있고, 월경 중에 허리가 아프고 몸살기가 있다.
⑪ 추위와 더위를 탄다.
⑫ 피곤할 때 소변에서 냄새가 난다.

피로와 신경과다로 인해 소화기 운동성이 저하되어 발생한 변비와 소화불량을 목표로 삼출건비탕으로 10일분 20첩을 지었다.

13일 뒤 확인하니.

① 약을 복용한 후 시원하지는 않지만 거의 매일 변을 본다.
② 현재는 하루에 조금씩 두 번 본다.
③ 대변의 형태는 보통 상태로 시커멓게 나온다.
④ 얼굴의 잡티는 많이 사라졌으나 약간 남아 있다.

(최선경선생-새로보는 방약합편)

적용사례

삼출건비탕 변비 적용사례

3-1. **소아변비(小兒便秘), 식욕부진** 남 9세 소양인
3-2. **변비(便秘)** 여 24세 소양성소음인
3-3. **변비(便秘)** 여 47세 소양성태음인
3-4. **변비, 근육경련(쥐), 속쓰림, 구내염** 여15세
3-5. **변비, 소변빈삭, 소화불량, 현훈** 여 21세 소음인
4-1. **소아복통, 대변불규칙** 여 5세 소양성태음인
4-3. **속쓰림, 변비(便秘)** 여 31세 소음인
4-4. **견통, 식체빈발, 변비, 신중, 속쓰림** 여 29세
4-5. **피로 변비(便秘)** 여 42세 소음인 157cm 51kg

(빈용101처방. 새로보는 방약합편)

③ 건실도 높음 (소화기 이완형 변비)

처방해설

枳實芍藥散 (金櫃) 治 腹滿拘攣 或痛者 腹痛 煩滿者

枳實 白芍藥 등분. 一錢半 1회 半錢 1일 3회 복용

- 산후(産後) 복통에 사용한다.
- 출산후 후진통이나 하복통에도 사용한다.
- 생리통이나 요통 하복통 협통에도 사용한다.
- 아울러 가벼운 염증을 치료한다.
- 변비를 겸하거나 음식이 소화관에 적체 되어 있으면서 나타나는 복통의 경우 특히 효력이 좋다.
- 소장과 대장의 운동성을 증가시키면서 배에 차있는 대변의 배출을 원활하게 하고 가스가 차서 팽만(膨滿)한 것을 치료한다.
- 대변이나 가스 차는 것으로 인한 번만(煩懣)이나 소화불량도 치료하며 장운동 부족으로 인한 변비도 치료한다.

변비 외 치료효과

- **산후복통, 복만,** 대변난, 하복통, 월경통, 두드러기, 지방간

치험사례

지실작약산 지실 백작약 등분. 6g 1회 2g 1일 3회 복용

지실작약산 + 비화음 : 식욕부진 무기력 변비

(여 64세 주부 부산시 해운대구)

건실도는 중이하 얼굴이 누렇다. 매우 예민하나 활달한 성격으로 보인다.

① 식욕부진으로 밥 먹기가 싫다. 예전에도 하루 한끼정도 잘 먹고 잘 지냈다.
② 현재 너무 가라앉아서 움직이기 싫을 정도로 무기력하다.
③ 불면으로 수면제에 의존한다.
④ 불안 초조 심계증상 생기면 항우울제에 의존한다.
⑤ 변비약을 먹지 않으면 대변이 나오지 않는다. 젊어서부터 변비약을 장복하여왔다.
⑥ 건망증이 심해진다.
⑦ 불안, 우울, 짜증이 자주 일어난다.
⑧ 녹내장이 있다.
⑨ 30년간 갑상선저하증 약과 변비약, 수면제, 항우울제는 수년째 복용중이다.
⑩ 맥삭(70회) 부허맥
⑪ 설적 무태
⑫ 복부 무력하나 압통 다수
⑬ 침치료시 통증을 잘 못참는다.

비위의 허약과 장기간 식이부족으로 동반된 기허증상을 목표로 비화음에, 장운동 활성화를 위해 지실작약산(각 9g)을 합하여 10일분 20첩을 20봉지로 하여 1회 80cc 하루 2회 복용토록 하였다. 복약하면서

① 식욕회복이 되고,
② 대변이 수월하게 나와 대단히 만족하였다. 요청대로 재 처방하였다.

(서지영선생-통합방제한의학회)

적용사례

지실작약산 변비 적용사례

1-1. + 비화음 - 식욕부진, 무기력, 만성 변비
여 64세 주부 부산시 해운대구 서지영 선생

1-2. + **윤혈음 + 대건중탕- 장폐색, 대변불통, 복통, 5년 관장** 남 64세 김포시 백운기선생-이종대 자료집

(2017.10.기준-이종대 자료집)

5) 정신 긴장형 변비

생리유형 / 병인	체열 많음	건실도 높음	체열/건실도 ⇦증등⇨	건실도 낮음	체열 적음
정신 긴장형	단치소요산	가미귀비탕	귀비탕		

① 체열/건실도 증등 (정신 긴장형 변비)

처방해설

歸脾湯(上66) 治 憂思 勞傷心脾 健忘 怔忡 又治 每觸遺精 健忘(神) 不睡(夢) 崩漏(婦人帶下) 鬱火(婦人月經) 濕痒(前陰) 陰戶出(前陰) 每觸遺精(精) 不禁(小便) 陰虛面浮(面) 勞傷吐血(血)

當歸 龍眼肉 酸棗仁炒 遠志 人蔘 黃芪 白朮 白茯神 各一錢 木香 五分 甘草 三分 薑五片 棗二枚

- 전신허약(虛弱)이나 심장기능이 저하되어 골반의 말초까지 충분한 혈액공급을 하지 못하고 나타난 허약성 변비에 사용한다.
- 질건조나 성교통, 성교출혈에도 사용한다.
- 연약한 사람이 신경을 많이 쓰거나 지속적으로 스트레스를 받은 결과 몸이 허약해지고 말초까지 혈액이 충분하지 전달되지 못해 발생하는 수족저림 피부건조, 수장건조, 족장균열, 설열, 이명, 갑상선기능저하, 자궁출혈 등에 사용한다.
- 손발톱 균열이나 변형에도 사용한다.
- 심장이 약한 사람에게 적합하다.

변비 외 치료효과

- **수족저림, 피부건조, 수장건조, 질건조, 손톱균열, 손발톱변형, 발꿈치 균열,** 주부습진, 혈관연약, 자반증, 수장한, 수족번열, 이명, 풍치통정충, 경계, 불안, 우울, 흉비, 천면, 불면, 건망, 탈모, 구미, 지절통, 갑상선기능저하증, 갑상선기능항진증, 한포진, 설열, 순건, 밤소변

치험사례

귀비탕 당귀 용안육 산조인(초) 원지 인삼 황기 백출 백복신 각 4g 목향 2g 감초 1.2g 강5 조2

변비, 피부건조, 주름, 피로, 발톱변형, 풍치(風齒)

(여 59세 태음인 주부 서울시 송파구 가락동)

보통 키와 체격이며 태음인으로 필자의 어머니. 이모에게 귀비탕을 투여한 후에 변비가 거의 정상으로 개선되었다는 소식을 듣고 약을 복용하고 싶다고 하셨다.

① 7~8년 간 매일 변비약을 복용하고 있다.
   ㉠ 변비약을 복용하지 않으면 대변을 전혀 볼 수 없다.
② 피부가 건조하고 하얗게 일어난다. 특히 지난겨울에는 피부가 하얗게 떨어질 정도였다.
③ 엄지발톱이 살을 파고들어 누르기만 해도 아픈데, 구두를 못 신을 정도이다.
④ 예전에 위궤양을 심하게 앓은 적이 있다.
⑤ 산후에 치아(齒牙)가 약해진 편이고, 피곤하면 잇몸이 들뜨고 부으며, 잇몸에서 액체가 나오곤 했다.

변비와 피부건조를 목표로 귀비탕 2배량으로 10일분 20첩을 투약했다. 약을 모두 복용한 후에 확인하니

① 변비가 개선되어 변비약을 복용하지 않아도 매일 정상 대변을 본다.
② 피부가 부드러워지고 윤기가 난다.
③ 주름도 개선되었으며 화장도 잘 받는다.
④ 피로감이 덜하다. 피로하여 매일 낮잠을 잤었는데 낮잠을 자지 않아도 피곤하지 않다.
⑤ 발톱을 누르면 아프던 것이 호전되어 편안해졌다.
⑥ 피곤하면 잇몸이 들뜨고 부으면서 액체가 나오던 것이 소실되었다.

(최선경 선생-새로보는 방약합편)

혈색불량, 변비, 손끝 갈라짐

(남 13세 소음인 서울시 구로구 시흥동)

항상 혈색이 좋지 않고 소음인으로 보이는 필자의 조카.

① 겨울이면 손끝과 발뒤꿈치가 자주 갈라진다.
② 입술이 잘 튼다.
③ 대변은 늘 토끼 똥처럼 단단하다.
④ 대변을 보려고 하지 않아, 변이 마려워도 항상 발뒤꿈치로 항문을 막으면서 화장실에 가려고 하지 않는다.
⑤ 근래에는 부모들의 성화로 제때에 대변을 본다.

손끝과 발뒤꿈치가 갈라지는 증상을 목표로 활혈윤조생진음으로 10일분 20첩을 지어주었다. 약을 모두 복용했으나 증상이 여전했다. 그런데 식욕이 좋아져서 밥을 잘 먹는다고 한다.

그래서 이번에는 입술이 트고 변비이므로 귀비탕 본방으로 10일분 20첩을 지어주었다.

① 약을 복용한 후로 혈색(血色)이 좋아졌다.
② 또한 손가락 끝과 발뒤꿈치 갈라지는 것은 없어졌으나,
③ 입술이 트는 것은 여전하다. 다시 귀비탕 본방으로 10일분 20첩을 지어주었다.

6개월을 관찰해 보니,

④ 전보다 몸이 많이 튼튼해지고
⑤ 혈색이 좋아졌다.
⑥ 토끼 똥처럼 단단하게 나오던 변비도 없어졌으며, 몸이 전체적으로 많이 좋아졌다.

(이종대-새로보는 방약합편)

적용사례

귀비탕 변비 적용사례

9-1. **만성변비**(慢性便秘) 여 25세 소음인 160cm 50kg

9-2. **변비**(便秘) 여 42세 태음인

9-3. **변비**(便秘), **다몽**(多夢), **비듬**, **견비통**(肩臂痛), **여드름** 23세 열성태음인 182cm 85kg

9-4. **변비**(便秘), **수족저림**, **항강**(項强), **견통**(肩痛) 여 48세 소양성태음인

9-5. **변비**(便秘), **피부건조**(皮膚乾燥), **주름**, **피로**(疲勞), **발톱변형**, **풍치**(風齒) 여 59세 태음인

9-6. **혈색불량**(血色不良), **변비**(便秘), **손끝갈라짐** 남 13세 소음인

9-7. **여드름**, **변비**(便秘), **속쓰림**, **포만**(飽滿) 여 21세 태음인

9-8. **불면**(不眠), **변비**(便秘) 여 50세 태음인

9-9. **소화불량**, **식체빈발**, **변비** 여 23세 태음인

(30처방 한방생리. 빈용101처방. 새로보는 방약합편)

② 건실도 높음 (정신 긴장형 변비)

처방해설

加味歸脾湯(上98) **婦人良方 · 方藥合編 : 治 肝脾怒鬱 月經不通** 鬱怒(婦人月經) 血閉(婦人月經)

歸脾湯(上統六十六) 加 山梔 柴胡 各一錢　　加便香附 尤妙

- 귀비탕에 치자 시호가 더해진 처방이다.
- 귀비탕 증 보다 약간 열(熱)과 울(鬱)이 더해진 경우에 사용한다.
- 기울(氣鬱)로 인해 호르몬 분비가 교란되고, 자궁조직이 긴장되고, 혈액소통이 원활하지 못하여 월경(月經)이 나오지 않을 때 사용한다.
- 각종 스트레스와 신경과다로 인해 월경(月經)이 중단된 경우에 사용한다.
- 평소 피부가 곱고 연약한 사람에게 적합하며, 귀비탕을 사용해야 하는 경우보다 열증(熱症)이 더해졌을 때 적합하다.
- 귀비탕 처럼 정충, 우울, 변비에도 사용한다.

변비 외 치료효과

- **신경성 심계항진, 신경과다, 충격, 교통사고 후유증, 수족저림, 일시무력,** 전신무력, 갑상선기능항진증, 갑상선기능저하증, 항강, 두중, 이명, 천면, 신경쇠약, 불면증, 불안, 초조, 정충, 심번, 흉비, 호흡곤란, 수장한, 턱떨림, 월경불순, 음탈, 건망

치험사례

가미귀비탕 귀비탕(상통육십육) 가 산치 시호 각 4g 가변향부 우묘

불면, 피로, 정충(怔忡), 눈침침, 변비(便秘)

(남 19세 태음인 대학생 176cm 62kg 전북 군산시)

키가 크고 보통 체격에 안색이 창백하고 기운이 없어 보인다. 과외를 받는 학생이 학업으로 인해 스트레스가 심하여 약을 지어주게 되었다.

① 밤에 잠이 안 오고 잠이 들어도 잘 깬다.
② 수업 시간에 집중이 안 되고 졸리며, 피곤하고 눈이 침침해진다.
③ 가슴이 가끔 두근거린다.
④ 변비가 있다.
⑤ 아침에 일어나기가 힘들다.
⑥ 추위나 더위는 잘 타지 않으나 신경을 많이 쓰면 갑자기 열이 오를 때가 있다.
⑦ 소화는 보통이며 식욕이 좋지는 않다.
⑧ 항상 머리가 무겁다.
⑨ 짜증이 잘 난다. 태음인 학생의 신경증상을 목표로 가미귀비탕 1.5배량에 향부자를 더하여 투약했다.

① 복용후 불면증이 많이 줄어들었다.
② 수업시간에 졸리고 피곤한 것도 많이 줄어들었다.
③ 변비도 줄어들었다.
④ 가슴이 두근거리는 증상이 소실되었다.
⑤ 눈이 침침한 것은 여전하다.

(김설현 선생-새로보는 방약합편)

무력감, 구설생창, 소화불량, 변비

(여 52세 간병인 근무)

피부는 건조하며, 누런 색의 부인.

① 무력감으로 평소에 자주 피로하고 기운이 없다. 봄가을로 영양제 주사를 2년째 맞고 있다.
② 잠을 잘 자는데도 기상시 개운치 않고, 낮에도 머리가 맑지 않다.
③ 자주 입술이 헤지고, 잇몸과 코가 헌다
④ 소화불량으로. 식후 더부룩 답답하다. 자주 체하는 편이다.
⑤ 과식시 아랫배가 묵직한 통증을 보이며 탈이 난다.
⑥ 차멀미가 심하다. 신물이 종종 올라 온다
⑦ 단단한 형태의 변비이며, 심할때는 10일에 1번 대변을 본다. 변을 못봐도 불편하지는 않다.
⑧ 피로하면서 입이 자주 마른다. 입을 쓸 정도. 찬물을 좋아한다.
⑨ 추위를 타는 편이다.
⑩ 평소 심장이 안좋은 편. 피로하거나 신경쓰면 가슴이 답답함을 느낀다.
⑪ 혀에 작은 균열이 많이 분포해 있다.
⑫ 2년째 고혈압 약을 복용중이며, 이외에는 비타민을 먹는 정도이다.
⑬ 예전에 인삼 복용후 열 오르고, 코피가 나기도 하는 부작용을 겪었다.

피부건조와 잇몸병을 보면 귀비탕으로, 입이 심하게 마르고, 찬물을 좋아하여 치자와 시호, 향부자가 더해진 가미귀비탕으로 효력증대를 위해 2배방으로 1제를 지어주었다.

① 복용후 기운도 나고
② 대변을 1~2일에 1번 잘 보는 것이 너무 좋다.
③ 자고 일어날때 정신이 맑아지고,
④ 낮에 일할 때도 피로감이 반이상 줄어들었다.
⑤ 속이 편하고 좋다.
⑥ 입술이나 코가 허는 것도 없었다고 한다.
⑦ 요청대로 같은 처방으로 한번 더 투약하였다.

(김진환 선생-통합방제한의학회)

적용사례

가미귀비탕 변비 적용사례

1-1. **전신무력**(全身無力), **변비**(便秘), **상기**(上氣), **정충**(怔忡) 여 56세 태양성소양인 김진환 선생

1-2. **불면**(不眠), **피로**(疲勞), **정충**(怔忡), **눈침침, 변비**(便秘) 남 19세 태음인 176cm 62kg 김설현 선생

1-3. **변비, 불면, 우울증, 족장균열, 구내염, 흉통, 두통** 여 45세 주부 158cm 60kg 김정수 선생 태극

(2017.10.기준)

③ 체열 많음 (정신 긴장형 변비)

처방해설

丹梔逍遙散 (中166) **治 月經不調 及血虛 五心煩熱 寒熱如瘧** 潮熱(火) 怔忡(神) 血虛發熱(婦人産後)
白朮 白芍藥 白茯苓 柴胡 當歸 麥門冬 各一錢 甘草 薄荷 各五分 薑三片

- 소요산에 목단피 치자를 더한 처방이다.
- 소요산보다 열감이 더 있을 때 사용한다.
- 실증의 갱년기 장애로 인한 상열이나 정충, 불안 등에 많이 사용한다.
- 감정이나 생리현상을 억제하거나 신경을 많이 쓰서 나타난 오심번열에 사용한다.
- 짜증이나 신경질이 많거나 화병이나 다노(多怒) 할 경우에도 사용한다.
- 비교적 양인에게서 많이 나타나며 산후(産後)에 혈허증상(血虛症狀)이 나타나면서 발열(發熱)이 될 때도 사용한다. 이러한 병리상태에서 유발된 월경불순이나 변비에도 사용한다.

변비 외 치료효과

- **심계항진, 상열, 정충, 흉비, 흉민, 불면, 불안, 월경불순,** 안면홍조, 갱년기장애, 우울, 손서림, 짜증남, 하혈, 숨참

적용사례

단치소요산 **백출 백작약 백복령 시호 당귀 맥문동** 각 4g **감초 박하** 각 2g **강3**

단치소요산 변비 적용사례

1-1. **갱년기 증상, 변비**(便秘) 여 57세 160cm 60kg
1-2. **상열**(上熱), **불안**(不安), **변비**(便秘), **외한**(畏寒), **천면**(淺眠), **신중**(身重) 여 52세
1-3. **갱년기 월경불순**(月經不順), **하혈**(下血), **변비**(便秘), **수족랭**(手足冷), **식욕부진**(食慾不振), **정충**(怔忡), **불안**(不安), **초조**(焦燥) 여 50세 소양성소음인
1-4. **명치통, 변비**(便秘), **수족랭**(手足冷), **피부거침** 여 24세 소음인 158cm 50kg
1-5. **+ 가감 - 변비**(便秘), **두통**(頭痛), **하복통**(下腹痛), **소화불량**(消化不良) 여 31세 160cm 55kg

(2017.10.기준)

6) 골반 혈소형 변비

생리유형 / 병인	체열 많음	건실도 높음	체열/건실도 ⇦증등⇨	건실도 낮음	체열 적음
골반 혈소형		통경탕	지작대영전	귀비탕	당귀사역탕

① 체열/건실도 증등 (골반 혈소형 변비)

처방해설

枳芍大營煎(上47) **景岳全書 方藥合編 : 眞陰虧損 及婦人經遲血少 筋骨心腹疼痛** 經遲(婦人月經) 通治(虛勞)

熟地黃 三~五~七錢 當歸 二~三~五錢 枸杞子 杜冲 各二錢 牛膝 一錢半 肉桂 一~二錢 炙甘草 一~二錢

- 정혈(精血)의 결핍으로 인한 경지(經遲), 경소(經少), 불임(不姙)에 사용한다.
- 정혈허로 인한 근골심복통인 요통(腰痛), 전신통(全身痛), 지절통(肢節痛) 등에 사용한다.
- 이외에도 자궁발육부진, 고령불임(不姙), 유방빈약 등에도 쓴다.
- 소화력이 좋은 사람에게 적합하다.
- 소활혈산(작약 단방)이나 지실작약산(지실작약)을 더하여 만성적인 변비에 사용한다.

변비 외 치료효과

- **경지, 경소, 생리중단, 불임, 유방 발육 부진, 요통, 엉치통,** 전신통, 지절통, 하지통, 생리통, 대하, 하복통, 수족저림

치험사례

지작대영전 **숙지황** 12~20~28g **당귀** 8~12~20g **구기자 두충** 각 8g **우슬** 6g **육계** 4~8g **자감초** 4~8g

변비, 생리불순, 야간소변

(여 15세 중2 155cm 55kg 대전시 서구 만년동)

① 월경은 2~3달에 한번, 기간은 6일간, 3-4일 위주로 나온다. 월경량은 많다. 월경통은 배가 아픈데 심하지는 않다.
② 손발이 특히 발이 차다. 여름에도 차며 겨울에 생리때는 양말신고 잔다.
③ 허리가 아프다. 일어설 때, 앉아있다가 누울 때 허리가 아프다(굽혔다가 펴는 동작때). 오래 앉아 있거나 반듯하게 앉아 있어도 허리가 아프다. 약간 옆과 앞으로 구부정하게 앉아 있다.
④ 13년 전부터 변비가 있다. 2~3년 전부터 3일에 한번 보며 예전엔 10일에 한번씩 봤다.
⑤ 늘 관장약을 소지했고 변을 파내기도 했다. 변이 된 양상이고 굵다. 수분도 없는 편이다. 변기가 막힐 정도로 굵고 크다. 엄마가 변을 잘라야 변이 내려간다.
⑥ 추위는 많이 탄다.
⑦ 땀은 별로 안난다.
⑧ 찬물과 아이스크림을 좋아한다.
⑨ 식욕은 좋은데, 식사량은 반공기이다. 조금만 먹어도 배부르다. 편식으로 야채를 안 좋아하고 기름진 고기를 좋아하는데 많이 먹지는 않는다. 습관적으로 물을 마신다.
⑩ 잠은 바로 잔다. 잠은 12시~7시. 꿈을 꾼다.
⑪ 7일중 4일은 깨면 소변을 본다. 초등 4년까지 매일 야뇨증이 있었다. 비뇨기과 다녀서 없어졌다.
⑫ 활달하고, 잘웃고, 적극적. 친구가 많다.
⑬ 봄, 가을에 감기 잘 걸린다.

식욕이 좋은 여성의 경지, 요통, 변비를 목표로 대영전을 본방으로 연이어 2제를 투약하였다.
① 1제 복용 후 생리를 했다.
② 손발이 찬 것은 여전.
③ 허리 아픈 것도 여전.
④ 변비는 2일에 한번씩, 가끔 3일에 한번씩 보고, 변이 가늘어 졌다. 변을 자르지 않아도 내려간다.
⑤ 전에는 약 먹이기가 힘들었는데 지금은 스스로 약을 찾는다.
⑥ 자다가 소변보는 것이 없어졌다.
⑦ 잠을 안깬다.
⑧ 생리가 정상화 되었다,
⑨ 변비도 정상화 되었다.

(김호근 선생-상태의학회)

부종, 생리불순, 변비, 요통, 피로

(여 25세 소음성소양인 회사원 157Cm 46Kg 전북 정읍)

일 욕심이 많고, 활달하고, 분명하고 부지런한 성격. 종일 앉아서 근무하며, 운동 할 시간이 없다.
① 얼굴, 눈, 손에 부종이 심하다. 잘 부으나 근래 더욱 심해졌으며, 아침에 띵띵 붓는다.
② 생리불순이 있다. 고교 때도 불규칙했으나, 3달에 2번 3일간 생리를 했다. 양은 약간 적다. 생리 때 약간의 덩어리와 검붉게 나올 때도 있다.
③ 생리통으로 두통, 복통, 요통과 약간의 현운이 있다. 심한 편은 아니다.
④ 대변은 3~4일에 1번. 보고 나도 시원치 않고, 10일 전부터는 대변에 피도 나온다. 변비로 가끔 배가 살살 아프며, 배가 따뜻한 편이나, 변을 보고 나면 배가 약간 차게 느껴진다.
⑤ 고교 때부터 허리가 곧 잘 아팠다. 통증이 심한 편은 아니다.
⑥ 온 몸에 힘이 없으며, 축 늘어지고, 항시 피로하며, 눈의 피로가 심하다.

⑦ 땀은 거의 없다. 물은 거의 마시지 않는다.
⑧ 아침은 생략하거나, 우유 한잔, 하루 2끼 먹는다.
⑨ 식사량은 보통, 과식은 하지 않는다.
⑩ 가스가 차고, 방귀가 잦고, 하품을 한다.
⑪ 잠은 6~7시간. 일이 많을 때는 4~6시간 자며 잠이 부족하다. 잠은 곧 들며 깊이 잔다,
⑫ 누런 냉·대하가 약간, 가렵고 냄새가 날 때도 있다.
⑬ 소변은 시원치 않고, 잔뇨감이 있다.

생리불순과 경소, 변비가 하복 골반강의 혈행부족으로 발생한 것으로 보고 하복에 정혈을 공급하는 대영전 본방으로 1재를 투약하였다.
① 대영전을 1첩을 먹자 다음날 바로 생리가 나왔다. 무슨 한약이 이렇게 맛이 좋으냐며 너무 좋아하였다.
② 반재를 먹고는 요즘은 잘 붓지 않고,
③ 요통도 거의 없고,
④ 피로도 많이 줄어들었고
⑤ 대변도 하루에 한번씩 잘 본다. 다만 가끔 묽게 퍼지게 나온다. 연변을 보고, 복용량을 절반으로 줄여 하루에 한첩만 복용도록 권유하였다. 1제를 다 복용하기도 전에 전화로 저번과 같은 약으로 1재 더 지어 달라고 한다. 경과는,
⑥ 부종과 생리통 요통 기핍 피로 등 모든 증상이 호전 되었고,
⑦ 피부도 너무 좋아져 요즘은 화장도 하지 않은채 생얼굴로 회사에 간다.
⑧ 약을 다 먹어갈 무렵 가슴과 엉덩이가 조금 커진 듯 하며, 여성 호르몬을 먹는 느낌이라며 매우 좋아하였다.

(서진주 선생-이종대 자료집)

적용사례

대영전 변비 적용사례

7-1. **변비, 생리불순**(生理不順) 여 15세 중2학년 155cm 55kg
7-2. **만성변비** 여 35세 주부 직장인
7-3. **부종, 생리불순, 변비, 요통, 피로** 여 25세 소음성소양인
7-4. **다낭성 난소증후군, 희발월경, 변비** 여 21세 인천시 남구

② 건실도 낮음 (골반 혈소형 변비)

처방해설

歸脾湯(上66) 治 憂思 勞傷心脾 健忘 怔忡 又治 每觸遺精 健忘(神) 不睡(夢) 崩漏(婦人帶下) 鬱火(婦人月經) 濕痒(前陰) 陰戶出(前陰) 每觸遺精(精) 不禁(小便) 陰虛面浮(面) 勞傷吐血(血)

當歸 龍眼肉 酸棗仁炒 遠志 人蔘 黃芪 白朮 白茯神 各一錢 木香 五分 甘草 三分 薑五片 棗二枚

- 전신허약(虛弱)이나 심장기능이 저하되어 골반의 말초까지 충분한 혈액공급을 하지 못하고 나타난 허약성 변비에 사용한다.
- 질건조나 성교통, 성교출혈에도 사용한다.
- 연약한 사람이 신경을 많이 쓰거나 지속적으로 스트레스를 받은 결과 몸이 허약해지고 말초까지 혈액이 충분하지 전달되지 못해 발생하는 수족저림 피부건조, 수장건조, 족장균열, 설열, 이명, 갑상선기능저하 자궁출혈 등에 사용한다.
- 손발톱 균열이나 변형에도 사용한다.
- 심장이 약한 사람에게 적합하다.

변비 외 치료효과

- **수족저림, 피부건조, 수장건조, 질건조, 손톱균열, 손발톱변형, 발꿈치 균열,** 주부습진, 혈관연약, 자반증, 수장한, 수족번열, 이명, 풍치통정충, 경계, 불안, 우울, 흉비, 천면, 불면, 건망, 탈모, 구미, 지절통, 갑상선기능저하증, 갑상선기능항진증, 한포진, 설열, 순건, 밤소변

치험사례

귀비탕 당귀 용안육 산조인(초) 원지 인삼 황기 백출 백복신 각 4g 목향 2g 감초 1.2g 강5 조2

변비, 피부건조, 주름, 피로, 발톱변형, 풍치(風齒)
(여 59세 태음인 주부 서울시 송파구 가락동)

보통 키와 체격이며 태음인으로 필자의 어머니. 이모에게 귀비탕을 투여한 후에 변비가 거의 정상으로 개선되었다는 소식을 듣고 약을 복용하고 싶다고 하셨다.

① 7~8년 간 매일 변비약을 복용하고 있다.
㉠ 변비약을 복용하지 않으면 대변을 전혀 볼 수 없다.
② 피부가 건조하고 하얗게 일어난다. 특히 지난겨울에는 피부가 하얗게 떨어질 정도였다.
③ 엄지발톱이 살을 파고들어 누르기만 해도 아픈데, 구두를 못 신을 정도이다.

④ 예전에 위궤양을 심하게 앓은 적이 있다.
⑤ 산후에 치아(齒牙)가 약해진 편이고, 피곤하면 잇몸이 들뜨고 부으며, 잇몸에서 액체가 나오곤 했다.

변비와 피부건조를 목표로 귀비탕 2배량으로 10일분 20첩을 투약했다. 약을 모두 복용한 후에 확인하니
① 변비가 개선되어 변비약을 복용하지 않아도 매일 정상 대변을 본다.
② 피부가 부드러워지고 윤기가 난다.
③ 주름도 개선되었으며 화장도 잘 받는다.
④ 피로감이 덜하다. 피로하여 매일 낮잠을 잤었는데 낮잠을 자지 않아도 피곤하지 않다.
⑤ 발톱을 누르면 아프던 것이 호전되어 편안해졌다.
⑥ 피곤하면 잇몸이 들뜨고 부으면서 액체가 나오던 것이 소실되었다.

(최선경 선생-새로보는 방약합편)

혈색불량, 변비, 손끝갈라짐

(남 13세 소음인 서울시 구로구 시흥동)

항상 혈색이 좋지 않고 소음인으로 보이는 필자의 조카.
① 겨울이면 손끝과 발뒤꿈치가 자주 갈라진다.
② 입술이 잘 튼다.
③ 대변은 늘 토끼 똥처럼 단단하다.
④ 대변을 보려고 하지 않아, 변이 마려워도 항상 발뒤꿈치로 항문을 막으면서 화장실에 가려고 하지 않는다.
⑤ 근래에는 부모들의 성화로 제때에 대변을 본다.
손끝과 발뒤꿈치가 갈라지는 증상을 목표로 활혈윤조생진음으로 10일분 20첩을 지어주었다. 약을 모두 복용했으나 증상이 여전했다. 그런데 식욕이 좋아져서 밥을 잘 먹는다고 한다.

그래서 이번에는 입술이 트고 변비이므로 귀비탕 본방으로 10일분 20첩을 지어주었다.
① 약을 복용한 후로 혈색(血色)이 좋아졌다.
② 또한 손가락 끝과 발뒤꿈치 갈라지는 것은 없어졌으나,
③ 입술이 트는 것은 여전하다. 다시 귀비탕 본방으로 10일분 20첩을 지어주었다.

6개월을 관찰해 보니,
④ 전보다 몸이 많이 튼튼해지고
⑤ 혈색이 좋아졌다.
⑥ 토끼 똥처럼 단단하게 나오던 변비도 없어졌으며, 몸이 전체적으로 많이 좋아졌다.

(이종대-새로보는 방약합편)

적용사례

귀비탕 변비 적용사례

9-1. **만성변비**(慢性便秘) 여 25세 소음인 160cm 50kg
9-2. **변비**(便秘) 여 42세 태음인
9-3. **변비**(便秘), **다몽**(多夢), **비듬**, **견비통**(肩臂痛), **여드름** 23세 열성태음인 182cm 85kg
9-4. **변비**(便秘), **수족저림**, **항강**(項强), **견통**(肩痛) 여 48세 소양성태음인
9-5. **변비**(便秘), **피부건조**(皮膚乾燥), **주름**, **피로**(疲勞), **발톱변형**, **풍치**(風齒) 여 59세 태음인
9-6. **혈색불량**(血色不良), **변비**(便秘), **손끝갈라짐** 남 13세 소음인
9-7. **여드름**, **변비**(便秘), **속쓰림**, **포만**(飽滿) 여 21세 태음인
9-8. **불면**(不眠), **변비**(便秘) 여 50세 태음인
9-9. **소화불량**, **식체빈발**, **변비** 여 23세 태음인

(30처방 한방생리. 빈용101처방. 새로보는 방약합편)

③ 체열 적음 (골반 혈소형 변비)

처방해설

當歸四逆湯(中152) 治 寒疝 臍下冷痛 寒痛(腹) 寒疝(前陰)

當歸 一錢二分 附子炮 官桂 茴香 各一錢 白芍藥 柴胡 各九分 川楝子 玄胡索 白茯苓 各七分 澤瀉 五分

- 하복(下腹)이 차거나 시린 사람이나 하복(下腹)이 냉(冷)한 사람의 복통(腹痛)에 사용한다.
- 하복(下腹)이 냉(冷)한 사람의 불임(不姙) 이나 음탈감, 월경통에도 사용한다.
- 또한 수족냉(手足冷), 질염(膣炎), 대하, 전립선비대증(前立腺肥大症), 신장결석(腎臟結石) 등에도 사용한다.
- 하복(下腹)이 차거나 시린 사람의 변비(便秘) 에도 사용한다.

변비 외 치료효과

- **하복통, 하복냉, 불임**, 음탈감, 수족냉, 요통, 골반염, 대하, 수족냉, 장산통, 자궁탈출, 편두통, 속쓰림, 천면

치험사례

당귀사역탕 당귀 4.8g **부자포 관계 회향** 각 4g **백작약 시호** 각 3.6g **천련자 현호색 백복령** 각 2.8g **택사** 2g

변비, 천면(淺眠) (여 27세 태음인 경기도 안산시)

보통 키에 약간 굵은 체형의 주부.

① 2년 전부터 임신 3개월이 되면 계류유산이 된다.
② 처녀 때부터 배를 내놓으면 하복부가 아주 차고 시리다.
③ 처녀 때부터 월경이 불규칙적이어서 몇 개월씩 거를 때가 많다.
④ 최근에도 월경이 5개월간 나오지 않아 주사를 맞고 월경을 했다.
⑤ 겨울에만 얼굴이 화끈거린다.
⑥ 출산을 1회 했으며 자연유산을 3회 했다.
⑦ 더위를 약간 탄다.
⑧ 손발은 따뜻하나 아랫배가 매우 차다.
⑨ 식사량은 일정치 않으나 소화력은 좋다.
⑩ 대변은 2~3일에 1회로 불규칙적이고 힘들지는 않으며 대변이 시원하지가 않다.
⑪ 잠은 충분히 자지만 깊게 잠들지 못한다.
⑫ 가슴이 답답하고 가슴이 뛴다.
⑬ 월경통(月經痛), 냉대하(冷帶下)가 약간 있으며 월경시 허리가 아프다.

아랫배가 매우 찬 태음인 주부의 습관성유산과 불임을 목표로 당귀사역탕 본방으로 10일분 20첩을 지어주었다. 20일 후에 전화로 다시 약을 더 지어달라고 할 때 확인해 보니,

① 약을 복용한 후 잠을 깊게 잘 수 있고,

② 대변이 1일 1회로 규칙적으로 바뀌었다고 한다. 대변의 상태가 좋아지고 잠을 깊게 자게 되었지만 임신을 원하므로 이번에는 난간전으로 10일분 20첩을 지어주었다.

(이종대-새로보는 방약합편)

변비(便秘) (여 28세 소양인 경기도 안양시)

몸이 약하다며 보약을 먹이려고 남편이 억지로 한약방에 데려왔다는 부인.

① 10년 동안 변비가 있는데 3~4일에 한 번 변을 보고 심하면 5~6일에 한 번씩 대변을 본다.

② 알레르기성 피부염으로 6개월 전부터 얼굴과 특히 눈 주위로 가렵다.

③ 하복(下腹)이 차다.

④ 변비로 인해 거북하고 배에 가스가 차고 트림이 난다.

⑤ 손발이 차고 저릴 때도 있다.

⑥ 찬 음식을 좋아하고 식욕은 좋다.

⑦ 잠은 잘 자는데 자주 깬다.

⑧ 머리가 띵하게 아플 때가 있다.

⑨ 선풍기와 에어컨 바람을 싫어한다.

얼굴에 알레르기가 있고 하복이 차면서 변비가 있는 28세 소양인 여성에게 당귀사역탕 2배량으로 10일분 20첩을 지어주었다.

9개월 뒤에 임신 8개월로 임신보약을 지으러 왔을 때 하는 말이 지난번 당귀사역탕을 복용하는 중에 변비는 없어졌고, 임신 후에 피부알레르기도 없어졌다고 한다. 임신 8개월 된 28세 소양인 여성의 임신보약으로 가미팔진탕 10일분 20첩을 지어주었다.

3개월 뒤에 건강하게 출산하여 산후 보약으로 보허탕에 계지탕을 더하여 10일분 20첩을 지어주었다.

(이종대-새로보는 방약합편)

적용사례

당귀사역탕 변비 적용사례

3-1. **변비**(便秘), **천면**(淺眠) 여 27세 태음인

3-2. **변비**(便秘) 여 28세 소양인

2-1. **요통**(腰痛), **변비**(便秘), **복통**(腹痛), **대하**(帶下) 여 23세 소음성태음인

1-5. **하복랭**(下腹冷), **변비**(便秘), **부작용 다한 발생** 여 30대 태음인

8-1. **실패례-수족랭**(手足冷), **변비**(便秘) 여 38세 태음인 160cm

(2017.10.17. 새로보는 방약합편 보완)

④ 건실도 높음 (골반 혈소형 변비)

처방해설

通經湯(下154) **治 月閉 血閉(婦人月經)**

當歸 川芎 白芍藥 生乾地黃 大黃 官桂 厚朴 枳殼 枳實 黃芩 蘇木 紅花 各七分 薑三片 棗二枚 梅一枚

- 월경중단에 사용한다.
- 자궁에 혈액이 울체(鬱滯)되거나 장관(腸管)에 음식물이 과다하게 축적되어 자궁의 혈액소통이 원활하지 못하고, 그 결과 혈폐(血閉)가 발생하거나 월경불순이 나타날 때도 사용한다.
- 식욕 소화 왕성한 건실자의 변비에도 사용한다.
- 변비경향이 있으면서 여드름이나 몸이 무거운 신중(身重)에도 사용한다.

변비 외 치료효과

- **경폐**(經閉), 월경중단, 월경불순, 신중, 인후통

치험사례

통경탕 **당귀 천궁 백작약 생건지황 대황 관계 후박 지각 지실 황금 소목 홍화** 각 2.8g **강3 조2 매1**

경폐(經閉), 신중(身重), 변비(便秘)

(여 28세 소양인 서울시 강서구 화곡동)

한약을 먹고 애를 낳을 정도로 원래 난소가 약한 부인.

① 5~6년 전 결혼 후 유산한 후부터 월경불통(月經不通)이 생겼다.
② 5~6년 전부터 어깨에 주먹만한 결핵(結核)이 있으며 점차 커지고 누르면 뻐근하다. 우측이 더 심하며, 항시 무거운 느낌이 든다.
③ 2~3달에 한 번 정도 머리가 깨질 듯한 두통이 있다.
④ 몸이 무겁고 피로하다.
⑤ 발이 저리다.
⑥ 4일에 한 번 정도 대변을 본다.
⑦ 월경통은 없다.
⑧ 항상 긴장이 되고, 열이 달아오르는 증상이 하루에 1~2회 정도 있으며, 짜증이 잘 나며 기억력이 격감하였다.
⑨ 더위를 타는 편이고 단 음식을 좋아한다.

월경불통(月經不通)을 목표로 통경탕에 건강 2g, 대추 2g, 오매 1개를 더하여 10일분 20첩을 지어주었다.

11개월 후에 확인해 보니, 약을 복용한 뒤에 월경을 2~3일 간격으로 3차례 했고, 1제를 모두 복용한 후에는 모두 2회 월경을 했다.

어깨의 결핵은 약을 복용한 후에 좀 풀린 것 같았으나 여전하다고 했고, 신중(身重)은 경감되었다.

변비는 1~2일 1회 정도로 완화되었고, 냉이 발생하여 없던 분비물이 나왔다.

증상이 경감되었으므로 종전과 같은 처방으로 10일분 20첩을 지어주었다.

만성변비(便秘), 체력저하, 기력부족

(여 41세 소음인 회사원 160cm 55kg 인천시 부평구)

얼굴은 흰 편이며 보통 키인 소음인.

① 스트레스가 심하면 변비가 심해진다. 변볼 때 양약을 복용해야 수월하다. 대변은 3~4일/1회, 변비가 심하고 토끼똥 처럼 나온다.
② 피로를 많이 느끼고 눈이 많이 피로하다. 집중하기 힘들다.
③ 추위는 타며. 더위도 탄다.
④ 얼굴과 겨드랑이에 땀이 많이 난다.
⑤ 손발은 약간 차고, 윗배 아랫배도 약간씩 찬 느낌이 있다.
⑥ 따뜻한 음식이 좀더 편하다.
⑦ 신 것은 싫어하고 단 것을 좋아한다.
⑧ 식욕은 보통, 소화력이 약한 느낌이다. 트름, 가스, 하품이 있다.
⑨ 소변은 잘 안나오는 느낌이다.
⑩ 잠은 6시간자고, 평소에 수면량이 조금 부족하다.
⑪ 근래 건망증이 늘어났다.
⑫ 차만타면 잔다. 아침에도 계속 졸린다.
⑬ 생리주기는 정상, 생리량은 조금 적고 검붉다.
⑭ 생리 중간에 생리통 약간 있다.

환자는 일반 보약 겸 변비에 좋은 약을 원했다. 전체적으로 많이 피로하고, 소화기쪽 연약으로 인해 장운동이 덜 되어서 변비가 심해지는 것으로 보았다. 평소에도 변비가 심한 것을 기준으로 귀비탕에 계지탕 평위산 개념이 들어있고 학회에서 애용하는 계평귀비탕을 참조하여 각 1제를 처방 하였다.

① 귀비탕+계지탕은 체력은 조금은 회복되나 변보기는 약간 수월해진듯하나 여전히 불편하다.
② 십전대보탕+사마탕은 몸 피로함과 변비증상 조금씩 지속된다.
③ 통경탕은 그동안 복용했던 약들 중에서 대변보는 것이 가장 수월하고 좋았다.

(김국진선생-통합방제 한의학회)

적용사례

통경탕 변비 적용사례

1-1. **만성변비, 체력저하, 기력부족** 여 41세 소음인 회사원 160cm 55kg 인천시 부평구 김국진선생 통합방제한의학회

1-2. **경폐(經閉), 신중(身重), 변비(便秘)** 여 28세 소양인

1-3. **슬통실패, 경폐실패, 상열감과 대변곤란에는 효과** 여 54세 159cm 58kg 강병수선생 통합방제한의학회

(2017.10.기준)

7) 노인형 변비

병인 \ 생리유형	체열 많음	건실도 높음	체열/건실도 ⇦증등⇨	건실도 낮음	체열 적음
노인		소풍순기원	윤혈음	경옥고	팔미지황원

① 체열/건실도 증등 (노인형 변비)

처방해설

潤血飮(上79) 治 老虛人便秘 老人秘(大便)

牛膝酒洗 肉蓯蓉 當歸 各二錢 枳殼 郁李仁 各一錢半 升麻酒洗 一錢 薑三片

- 윤혈음은 노인(老人)이나 허약(虛弱)한 사람의 자윤부족으로 인한 변비(便秘)에 사용한다.
- 허약해지면 에너지 생산량이 감소함과 동시에 체액(體液)도 감소하게 된다.
- 체액이 부족해지면 혈액(血液), 세포액(細胞液), 간질액(間質液)을 비롯하여 분비선(分泌腺)에서 분비되는 분비액(分泌液)도 감소할 수 있다. 그래서 노인이 되면 피부가 건조해지고 입이 마르는 증상이 나타나는 것이다.

치험사례

윤혈음 우슬주세 육총용 당귀 각 8g 지각 욱리인 각 6g 승마주세 4g 강3

소아변비(小兒便秘)

(여 20개월 태음인 경기도 안양시 부림동)

20개월 된 태음인 소아(小兒).

① 몇 달 전부터 변비로. 대변을 2~3일에 1번 보는데, 대변이 딱딱하여 밤톨처럼 똑똑 떨어진다.

② 밥을 잘 먹지 않는다.

③ 식은땀을 흘린다.

변비가 발생하는 원인은 여러 가지가 있고, 연령이나 체질, 증상에 따라서 증상의 정도가 다를 수 있다. 이 아이의 변비는 성장열로 인하여 대장에서 수분이 과도하게 흡수되어 변비가 발생하는 것으로 판단되며, 몇 달 전부터 발생했다는 점이나 대변이 딱딱하고 밤톨처럼 똑똑 떨어진다는 점에서 증상이 심한 것으로 볼 수 있다.

이 어린이의 경우는 성장열로 인하여 대장에서 수분이 과도하게 흡수되어 변비가 발생하는 것으로 보았으므로 노인의 장액결핍으로 인해 변비가 발생했을 때 사용하는 윤혈음을 2배량으로 1첩을 1일분으로 투약했다.

14일 후에 다시 약을 지으러 왔다.

① 약을 복용하고 3~4일간은 대변을 잘 보았으나, 다시 토분상 변을 본다고 한다. 약을 1첩밖에 투약하지 않아 재발한 것으로 보고 이번에는 같은 처방으로 2일분인 2첩을 투약했다.

② 1년 3개월 뒤에 아이가 밥을 잘 먹지 않는다며 보약을 지으러 왔을 때 확인해 보니, 그때 약을 복용한 후에 변비가 조금씩 나아지더니 2달 후쯤에는 변비가 완전히 소실되었으며 현재는 1~2일에 1번 정도 대변을 보며 대변도 아주 잘 나온다고 한다.

(이종대-새로보는 방약합편)

소아변비(小兒便秘)

(남 3세 태음인 경기도 의왕시 내손동)

키와 체격이 보통이며 태음인으로 보이는 남아.

① 이유식을 시작한 후 변비가 생겼다.

② 며칠에 1회 대변을 보며 변이 단단해져 애를 먹고, 배변시 아파서 운다고 한다.

③ 식욕은 좋다고 한다.

대변이 단단해져 며칠에 1번 힘들게 대변을 본다는 점에서 대장내 수분이 과도하게 흡수되어 변비가 발생한 것으로 판단된다. 또한 대장에 장액이 부족하여 대변을 보기가 힘들고 배변시에 아파서 우는 것으로 볼 수 있다. 따라서 치법은 대장에 장액을 공급하면서 윤장(潤腸)하는 치법을 사용해야 할 것으로 보였다. 비록 3세의 어린이지만 장액이 부족하여 변비가 발생된 것으로 보았으므로, 노인과 허약인의 장액부족으로 인한 변비에 사용하는 윤혈음을 사용해 보기로 했다. 이유식을 시작한 이후 발생한 태음인 소아의 변비를 목표로 윤혈음 2배량으로 4일분 8첩을 지어주었다.

6개월 뒤 다시 변비가 있다며 내방했을 때 확인해 보니,

① 그 약을 복용하고 변비가 모두 나았다고 한다. 그런데 근래에 다시 변비가 생겼다고 하여 지난번과 같은 윤혈음 2배량으로 6일분 12첩을 지어주었다.

② 6일 후에 다시 왔을 때 확인해 보니, 약을 복용한 후에 변비가 소실되어 대변을 1일 1번씩 보는데 바지에 조금 묻히며, 변을 보기 전에 배가 아프다고 한다. 역시 같은 처방으로 4일분 8첩을 지어주었다.

(이종대-새로보는 방약합편)

적용사례

윤혈음 활용사례

1-1. **소아변비(小兒便秘)** 여 20개월 태음인

1-2. **소아변비(小兒便秘)** 남 3세 태음인

1-3. **+ 대건중탕+지실작약산 - 장폐색, 대변불통, 복통, 5년간 관장** 남 64세 경기도 김포시

(백운기 선생-이종대 자료집)

② 건실도 낮음 (노인형 변비)

처방해설

瓊玉膏(上61) **塡精 補髓 髮黑 齒生 萬神俱足 除百病** 益壽(身形) 通治(虛勞) 勞嗽(咳嗽)

生地黃取汁 十六斤 人蔘末 二十四兩 白茯苓末 四十八兩 白蜜煉 十斤

- 허약으로 인한 여러질환과 증상에 피로에 사용한다.
- 노화(老化), 질병(疾病), 과로(過勞) 등으로 조직이 연약해지고 자윤(滋潤)이 결핍되어 기핍(氣乏), 피로(疲勞), 식욕부진), 변비(便秘), 설사(泄瀉), 소화불량, 기침 등이 발생했을 때 사용한다.
- 노인의 장무력성 변비에 매우 특효가 있다.
- 몸이 쇠약(衰弱)해져 인체의 기능이 떨어져 있는 상태에서 나타난 장 무력성 변비에 사용한다.

변비 외 치료효과

- **허약, 피로, 기핍, 수족냉, 경지, 설사빈발, 요통, 좌골신경통, 골다공증, 대변난, 소화불량**

치험사례

경옥고 **생지황**취즙 9,600g **인삼**말 960g **백복령**말 1,920g **백밀**련 6,000g

변비, 만성 피로. 손발 틈

(여 55세 156cm, 58kg)

① 소화도 시원치 않고, 변비가 있다.
② 과로로 만성 피곤이 항상 있다. 피로감이 빨리 온다.
③ 입술주위와 손끝이 잘 튼다.
④ 낮잠을 많이 잔다.
⑤ 매사에 신경질적이다.
⑥ 외견상으로 보면 튼튼해 보인다.

밥맛을 좋게 하고 소화기능에 도움을 주면서 비위기능을 보강 해주고 자윤해 주어 잦은 배변과 연변을 완화 시켜줄 수 있는 경옥고를 아침, 점심, 저녁으로 먹게 하였다.

① 그랬더니 경옥고 복용후 부터 변비가 없어졌고,
② 피로증상은 조금 완화 되었다.
③ 아울러 손끝, 발끝이 트는 것도 없어졌다.
④ 경옥고 하나로 여러 증상을 치료할 수 있었다.

(김주환 선생-이종대 자료집)

변비, 피로, 숙취
(여 49세 소양인 162cm 적당히 건강해 보이는 체격)

① 변비가 있으며
② 평소엔 건강하지만 조금만 고된 일을 해도 매우 피곤하다.
③ 술을 마시면 숙취가 있다.
④ 갑상선에 혹이 있다고 말한다. 포립이거나 작은 종양인 것 같다.

피로를 겸한 변비이므로 노인보약이나 허약인의 변비에도 효능이 뛰어난 경옥고 1단지(450g)를 1일 2회(아침, 저녁)로 복용토록 투여했다.
① 경옥고를 먹은지 며칠 되지 않아 변비가 해소되었으며
② 체력이 좋아지는 것을 느낀다고 한다.
③ 평소에 심한 숙취도, 술 먹은 뒤 경옥고를 먹으면 숙취가 훨씬 덜 하다.

(김주헌 선생-이종대 자료집)

적용사례

경옥고 변비 적용사례

1-1. **변비(便秘), 피로, 숙취** 여 49세 소양인 162cm 김주헌선생
1-2. **변비(便秘), 만성피곤증상, 손발 틈** 여 55세 156cm 58kg 김주환선생
1-3. **노인성 변비, 소화불량, 식욕부진** 여 90세 160cm 60kg 충남 공주시 오종우선생
1-4. **식욕 저하, 노인성 변비, 잔기침** 여 80세 태양인 경남 하동군 김동구선생
1-5. **위경련(胃痙攣), 수면장애, 변비(便秘)** 여 54세 158cm 55kg 김지훈선생
1-6. **만성피로, 식욕부진, 소화불량, 변비** 여 30세 소양인 170cm 53kg 성남시 김주형선생
1-7. **만성피로, 변비, 기상곤권** 남 31세, 태음인 대학생 175cm, 73kg 부천시 김서영선생
1-8. **대변난(大便難)** 남 57세 소음인 175cm 73kg
1-9. **손떨림, 어깨통증, 발 굳은살, 두통(頭痛), 변비(便秘)** 여 70세 태음인 160cm 62kg

(2017.10.기준)

③ 체열 적음 (노인형 변비)

처방해설

八味地黃元(上40) 治命門 陽虛 *虛勞腰痛,小腹拘急,小便不利者, [金櫃]
治命門 陽虛 又治 老年水火俱虧 腎氣虛乏 下元冷憊 腰痛 脚軟 夜多尿 面黑 口乾 耳焦枯[寶鑑]
腎虛(虛勞) 腎虛痛(腰) 先天不足過服冷藥(精) 色傷(聲音) 陰冷(前陰) 解顱(小兒) 孕婦轉脬(婦人姙娠) 不禁(小便) 莖中痒痛(小便) 不通(小便) 血淋(小便) 腎癰(癰疽) 陰虛痛(頭)
陰虛面浮(面) 陰症發斑(皮) 脫肛(後陰) 風寒喘(咳嗽) 寒痰(痰飮) 鶴膝風(足) 齒血衄(血) 通治(風)

熟地黃 八兩 山藥 山茱萸 各四兩 白茯苓 牧丹皮 澤瀉 各三兩 肉桂 附子 一兩

- 자윤결핍(滋潤缺乏)과 허랭상태(虛冷狀態)에서 나타나는 피로, 곤권, 허약, 양기부족, 요통, 소변장애 등에 사용한다.
- 이러한 상태는 증익귀용환을 써야 하는 경우보다 약간 경(輕)하다고 할 수 있다.
- 육미지황원보다 체열의 결핍이 더 부족한 상태에서 나타나는 무릎냉, 수족냉(手足冷)에도 사용한다.
- 노인들의 체열결핍과 자윤결핍을 겸한 정허형 변비에도 사용한다.

치험사례

팔미지황원 **숙지황** 320g **산약 산수유** 각 160g **백복령 목단피 택사** 각 120g **육계 부자** 40g

노인변비, 피로, 보약

(남 70세 168cm 58kg 서울시 관악구 신림동)

날카로운 인상에 전체적으로 마르고. 밝은 피부색에 가늘고 강한 목소리를 가지고 있다.

① 변비가 있다.
② 저녁 무렵이 되면 피곤해 온다.
③ 규칙적으로 식사를 하고, 소화는 잘 되는 편이다.
④ 손발이 차다고 느끼며, 따뜻한 물을 좋아한다.
⑤ 땀은 잘 나지 않고, 피부가 건조하다.
⑥ 예민한 성격이어서 작은 소리에도 잠을 깬다.
⑦ 행동이 빠른 편이다.

주호소는 변비와 잦은 피로감이다. 대변의 양이 적은 것은 아닌데 시원치 않다는 것에서 장액부족이라는 생각이 들었다. 소화력 좋은 노인의 자윤 결핍으로 인한 증상으로 판단하였다. 전형적인 소양인 성품과 신체를 지녔고 소화력도 좋은 상태여서 변비 개선 겸 보약으로 육미지황원이 떠올랐으나 연세로 인한 체열부족도 느껴져서 육계, 부자가 더해진 팔미지황원 1제를 지어 오자대 40알씩 하루 2-3회 식간 복용하니

① 복용 4, 5일 후에 조금씩 배변이 편해졌다고 한다.
② 6개월 다시 약을 지어 달라고 하며, 대변도 편해졌고 피로감도 많이 줄었다고 한다.

(서남식 선생-이종대자료집)

적용사례

팔미지황원 적용사례

1-1. **노인변비, 피로, 보약** 오자대 40알씩 하루 2-3회 식간 복용. 남 70세 168cm 58kg

④ 건실도 높음 (노인형 변비)

처방해설

疏風順氣元(寶, 大便) 治 腸胃積熱, 二便燥澁, 諸風秘, 氣秘皆治之. 老人秘結尤宜. 此藥專治 大便秘澁, 眞良方也. 久服精神康健, 百病不生, 尤宜老人.

大黃(酒蒸曬七次) 五兩 車前子(炒) 二兩半 郁李仁 檳榔 麻子仁(微炒) 兎絲子(酒製) 牛膝(酒洗) 山藥 山茱萸 各二兩 枳殼 防風 獨活 各一兩 右爲末 蜜丸梧子大 每五七十丸 空心 茶酒 米飮任下

- 노인의 변비에 쓴다. 노인이 되어 장위(腸胃)에 열이 쌓여 대소변이 말라서 잘 나오지 않는 변비를 치료한다.
- 오래 복용하면 정신이 건강해지고 온갖 병이 생기지 않는다.
- 대장에 자윤이 부족하여 장근육의 신축력이 떨어지면서 운동성이 부족하고, 장액 분비가 감소하여 장운동성 노인변비가 생길 때 사용한다.
- 토사자나 우슬 산약 산수유 같은 보정제가 포함되어있다. 대변을 이동시키는 외에도 대장의 힘을 길러주는 역할을 하여 건강에도 좋다.

변비 외 치료효과

- 식욕부진

치험사례

소풍순기원 **대황(주증쇄 7차)** 200g **차전자(초)** 100g **욱리인 빈랑 마자인(미초) 토사자(주제) 우슬(주세) 산약 산수유** 각 80g **지각 방풍 독활** 각 40g **우위말 밀환오자대 매** 5-7환 **공심 다주 미음임하**

노인변비, 조성변비
(남 70세 소음인 한약업사 전남 장성군 북이면)

① 나이가 들면서 언제 부터인가 2~3일에 1번씩 나오는 대변이 굳어서인지 그나마 대변보기가 힘들어 졌다.

② 음식량이 많으면 대변량도 많아져서 대변이 잘 나오는데, 음식량도 줄어드니 대변량도 줄어들어서 대변을 보기가 더 힘들어 진다.

나이가 들면 장의 운동성도 줄어들 뿐 아니라 장액 분비도 적어지기 때문에 이른바 노인성 변비, 조성

변비가 잘 나타나고 지금 필자의 증상도 이와 같다고 보았다. 노인변비에 급박한 경우에는 필요시 해당되는 변비처방을 사용하나 만성일 경우에는 음식처럼 하루에 1번이나 식후마다 복용하는 방법을 사용하는 경우가 많다.

동의보감의 노인변비와 노인건강에 사용하는 소풍순기원을 사용하기로 하고, 군약인 대황의 부작용을 피하기 위해 설명대로 대황을 7차례 찌고 말려서 처방의 약재들과 꿀로 제조하여 오자환을 만들었다. 용량은 1일 1회 50환 정도 이며 대변이 잘 안나오면 용량을 늘여 복용한다.

70세가 넘어서 장이 조해지면서 소량변에 대변보기가 어려워서 노인변비에 사용하는 소풍순기원을 1일 1회 50환씩 복용 하였으나 대변이 나오지 않았다. 다음날은 60알을 먹어도 대변이 나오지 않아서, 3일째는 1회 70환씩 1일 2회를 먹었다.

① 3일째 1일 70환씩 아침, 저녁 2회를 먹자 드디어 대변을 시원하게 보았다.
② 이후부터는 변비 예방뿐만 아니라 건강에도 좋다고 하므로 매일 1회 50환씩 식후에 복용하고 있다.
③ 주위의 노인들도 변비로 힘들어 하는 사람들이 있어서 4~5명에게 소풍순기환을 주었드니 모두들 대변을 시원하게 잘 본다고 고맙다는 인사를 하였다.
④ 배변이 원활해지니 소화가 잘 되어서 인지 좋은 건강을 유지하며 80세가 지난 지금도 노후를 잘 보내고 있다.

적용사례

소풍순기원 적용사례

1-1. **노인 변비**(便秘) 남 70세 소음인 한약업사 전남 장성군 북이면 이인선선생

(2017.10.기준)

8) 소아형 변비

병인 \ 생리유형	체열 많음	건실도 높음	체열/건실도 ⇦증등⇨	건실도 낮음	체열 적음
소아		대황감초탕	자윤탕	귀기건중탕	

① 체열/건실도 증등 (소아형 변비)

처방해설

滋潤湯(下1) 治 風中臟 二便閉 先服此 後以[愈風散]調理 中臟二便閉(風)

當歸 生地黃 枳殼 厚朴 檳榔 大黃 麻仁 杏仁 各一錢 羌活 七分 紅花 酒焙 三分

- 중풍으로 인한 변비(便秘)와 일반인의 변비(便秘)에 사용한다.
- 대변이 굳은 형태의 변이나 토분상 같은 대변에도 사용한다.
- 변비로 인한 복통이나 변비를 겸한 항문통.
- 뇌경색 치료용으로 사용한다.
- 체력은 중간이나 중간 이상인 사람의 변비에 사용하며 만성변비에 많이 사용한다.
- 계지가작약탕 보다는 실증이거나 만성적일 경우에 사용하며 소승기탕 보다는 약간 덜 실증일 경우에 사용한다.
- 처방속의 소승기탕은 장운동을 급격히 증가시키고 의이환(당귀, 생지황)과 마인, 행인은 윤장작용을 한다.

변비 외 치료효과

- **배변통**, 항문통, 하복통, 혈변, 부종, 피로, 안구건조증, 속쓰림, 소화불량, 월경통

치험사례

자윤탕 당귀 생지황 지각 후박 빈랑 대황 마인 행인 각 4g 강활 2.8g 홍화 주배(酒焙) 1.2g

소아변비(小兒便秘), 토분상(兎糞狀)

(남 2세 85cm 10.5kg 안양시 관양동)

침을 많이 흘리는 아이가 변비가 심하다며 엄마와 함께 내방했다.

① 1～2일에 1번 대변을 보는데 굉장히 딱딱하여 토끼 똥 같으며 변이 나오지 않아 이쑤시개로 파내기도 한다.

② 20개월째인데도 우유만 먹고 밥을 먹지 않는다.

③ 몸이 약간 찬 편이다.

④ 방귀를 자주 뀐다.

⑤ 물을 많이 마시고 식사량이 일정하지 않은데 1일 1끼 정도 겨우 먹는다.

생후 20개월째 임에도 밥을 잘 먹지 않고 방귀를 자주 뀌는 어린이의 변비를 목표로 자윤탕 2첩을 지어주었다. 5일 뒤에 다시 왔다,

① 약을 복용하니 2일은 변을 잘 보았는데,

② 이틀 뒤부터는 다시 변이 굳어졌다.

③ 약을 모두 복용한 뒤에는 하루에 1번씩 대변을 보는데 전처럼 크게 딱딱하지는 않다고 한다.

약 2첩으로 완고한 변비가 완치된 것은 아니라고 판단되어 이번에도 자윤탕 본방으로 4첩을 지어주었다.

20일 뒤에 다시 왔다,

④ 변비가 호전되어 하루에 1번씩 대변을 보는데

⑤ 굵고 보통 묽기의 변이 나오지만

⑥ 아직도 완전히 정상은 아니라고 한다. 이번에는 보약을 지어달라고 하여 소건중탕을 지어주었다.

(이종대-새로보는 방약합편)

변비, 배변통(排便痛)

(남 57세 태음인 택시운전 174cm 74~76kg 서울시)

① 변비가 심하여 변을 볼 때마다 통증이 심하고 고통스럽다고 한다.

② 물을 많이 마신다.

③ 소화력은 왕성하다.

이 사람은 하루 종일 택시를 운전하는 택시운전사이다. 또한 외모나 여러 가지 신체조건을 보면 태음인으로 판단된다.

태음인은 대부분 대장의 기능이 좋지 않은 경향이 있으며 직업상 활동량이 적어 대장의 기능이 저하되어 변비가 발생한 것으로 보인다. 적체된 대변을 배출하기 위해서 승기탕류를 사용할 수도 있으나 나이가 50대 후반으로 부적합한 것으로 보고 자윤탕 1.5배량으로 10일분 20첩을 투약했다.

① 약을 복용하고 나니 변비가 사라지고

② 대변을 볼 때의 통증도 소실되었다.

③ 약 모두 복용 후도 계속 택시운전을 하면서 시일이 꽤 지났는데도 변비가 재발하지 않았다.

(이유석 선생-새로보는 방약합편)

적용사례

자윤탕 적용사례(2017.7.24.기준)

1-1. **변비**(便秘) 여 25세 태음인
1-2. **변비**(便秘), **부종**(浮腫) 여 38세 태음인
1-3. **변비, 배변통**(排便痛) 남 57세 태음인 택시운전
1-4. **변비, 혈변**(血便), **속쓰림, 소화불량, 월경통** 여 태음성소음인
1-5. **변비**(便秘) 남 19세 소음인 173cm 60kg
1-6. **노인변비**(老人便秘) 여 77세
1-7. **소아변비**(小兒便秘), **토분상**(兎糞狀) 남 2세 85cm10.5kg
1-8. **만성변비**(慢性便秘) 여 22세 태음인
1-9. **만성변비**(慢性便秘) 여 20세 소양인 대학생 158cm 52kg
1-10. **3년된 만성 변비, 부종** 여 57세 소양인 한국인 미국 LA
1-11. **심한 변비, 극심한 피로감** 여 56세 태음인 분식집경영
2-1. **피로**(疲勞), **변비, 부종, 안구건조증** 여 32세 소양인160cm 64kg
3-1. **하복통**(下腹痛), **변비**(便秘) 여 81세
4-1. **실패례-중풍변비**(中風便秘) 여 72세 태음인
4-2. **실패례-심한 변비**(便秘)**와 극심한 피로감** 여 56세 태음인

(빈용202처방. 새로보는 방약합편)

② 건실도 낮음 (소아형 변비)

처방해설

歸芪建中湯(上45) **治 虛勞 裏急 腹痛 夢遺 咽乾. 血痢 加當歸 名[當歸建中湯]** 虛痛(腹) 虛痛(胸) 寒疝(前陰)白芍藥 五錢 桂枝 三錢 甘草炙 一錢 薑五片 棗四枚 黑糖 一兩熔化服

- 소건중탕에 당귀와 황기를 더한 처방이다.
- 혈허(血虛)와 기허를 겸한 허약(虛弱)과 이로 인한 요통(腰痛), 복통(腹痛), 변비(便秘), 빈혈(貧血)에 사용한다.
- 소아의 혈허를 겸한 성장통(成長痛), 식욕부진(食慾不振), 성장부진(成長不振), 오줌싸개, 몽유(夢遺) 등에도 사용한다.
- 전신의 이완에 따른 소화기 근육의 이완으로 장의 운동성이 약화되어 음식의 이동의 느려지거나 쌓여서 변비가 되는 경우에 사용한다.
- 당귀건중탕을 변비에 많이 사용하나 황기를 더하여 보기를 더한 것이다.

변비 외 치료효과

- **복통, 성장통, 식욕부진, 소아허약,** 성장부진, 족번열, 피로, 쥐, 복직근구급, 견비통, 코피, 야제, 감기빈발

③ 건실도 높음 (소아형 변비)

처방해설

大黃甘草湯(상한론) **大便秘結 急迫者' '食已卽吐者 大黃甘草湯主之**

大黃 三錢 甘草 一錢半

- 대황과 감초 2가지로만 구성된 처방이다.
- 약간 실증(實證)의 변비에 사용한다.
- 변비나 대변적체로 인해 발생하는 구토(嘔吐)에도 사용한다.
- 변비로 인해 발생하는 복부팽만(膨滿)이나 식욕부진, 고열(高熱)에도 사용한다.
- 주로 소아에게 많이 사용하며 소승기탕 보다는 변비가 약할 경우에 사용하고 작약감초탕 보다는 더 심할 때 사용한다.

변비 외 치료효과

- **변비성 구토, 복부팽만, 식욕부진,** 고열, 두중

치험사례

대황감초탕 **대황** 12g **감초** 6g

소아, 고열, 구토, 변비, 식욕부진, 복부팽만
(남 28개월 11kg 경기도 화성시)

만 28개월의 남아.
① 원인불명의 고열이 나고
② 불규칙적으로 벌어지는 분출형의 식후 구토가 있으며
③ 평소 바로 변을 보던 아이가 15일 전인 1월 초부터 변기에 오래 앉아서 힘들게 본다.
　㉠ 방귀는 많이 나오나 토끼똥 1~2덩이의 변비이다.
　㉡ 그래도 하루에 2~3번 변의를 표현하여 하루에 5덩이 정도 대변을 본다.
　㉢ 이후 점점 변보는 횟수가 줄면서 배가 빵빵해지고, 하루에 토끼똥 한 두덩이만 본다.
④ 밥을 입에 물고서 삼키지 않는다.
　㉠ 평소 30분이던 식사 시간이 1시간이 넘고, 식사량도 감소했다.
⑤ 15일~17일까지 매일 음식후 어른 손바닥 크기로 먹은 것을 거의 다 토했다.
⑥ 18일. 대변을 조금 보면서 열이 내리고 아이 상태가 괜찮아졌다. 소아과에서 장염은 아닌 듯 하다며 해열제 + 기관지염 약을 처방해 주었다.
⑦ 19일, 아침 먹고 오전에 차를 타고 가다가 역시 먹은 것 거의 다 토했다.

천안 상태의학회 세미나에서 아이의 병증을 설명하자, 이종대 선생님께서 '대황감초탕' 추천하셨다.
'治 大便秘結 急迫者' '食已卽吐者 大黃甘草湯主之'라는 주치도 적합하다는 생각이 들었다.
20일에 고열이 또 발생, 양약 먹이고, 강병수 원장이 보내준 '대황감초탕(대황24g 감초12g:2첩분량)'을 21일~ 24일까지 아침 저녁 식후에 6~7회 나눠서 먹였다.
21일 오전 '대황감초탕'을 잘 안 먹으려하여 설탕 1숟갈을 넣어주니 잘 먹었다,

① 21일 아침까지 밥 먹기 힘들었던 아이가 오전에 약을 먹은 뒤 점심부터 밥을 잘 먹기 시작했다.
② 이후 계속 밥을 잘 먹고 있다.
③ 다음날인 22일에는 아침에 대변을 길게 봤다.
④ 많은 양은 아니었으나 거의 20일 만에 토끼똥을 멈추고 정상변을 봤다.
⑤ 이후 점차로 활발해지고 예전의 건강한 모습을 찾더니, 밥 먹는 속도나 식사량이 예전대로 회복되었다.
⑥ 대변을 예전처럼 잘 보게 되어, 배가 팽팽하게 불러왔던 것도 풀어졌다.
⑦ 당연히 21일 이후로는 고열 발생한 적이 없다.

(김진환 선생-통합방제 한의학회)

영아 울음, 변비, 식욕부진 (서울시)

① 어제 처제의 갓난 아기가 계속 울고 보챈다.
② 3일 째 똥을 누지 못하고 있다고 한다.
③ 3일 전부터 우유도 잘 안 먹는 다는 것이다. 아기가 울고 보채는 것은 몸이 불편하다는 표시이며 그것은 대변을 보지 못해서 음식물이 소,대장에 적체되고 이것이 몸이 불편과 고통이 초래케 하여 아기가 보채고 울게된 것으로 보았다. 우유를 잘 안 먹는 것 또한 변비와 연관이 있다고 보았다.
④ 4일째인 오늘 아침에도 아직도 대변을 못 보았다.

아기의 변비를 목표로 작약단방이나 작약 감초탕을 쓸려다가 대변을 못 본지가 4일째 되므로 작약보다는 약성이 더 강한 대황감초탕을 조금 달여서 밥 수저 보다는 작은 수저로 2 수저를 먹였다.
① 2시간 뒤 아이가 똥을 누었다.
② 한 덩어리의 초록빛이 도는 단단한 변이었다.
③ 이후로 아이는 지금 즐겁게 놀고 있다.

(조연상 선생-상태의학회)

적용사례

대황감초탕 변비 적용사례

1-1. **소아, 고열, 구토, 변비, 식욕부진, 복부팽만** 남 28개월 11kg 경기도 화성시 김진환선생

1-2. **영아 울음, 변비, 식욕부진** 서울시 조연상선생

(2017.10.기준)

9) 임신, 산후형 변비

생리유형 / 병인	체열 많음	건실도 높음	체열/건실도 ⇦증등⇨	건실도 낮음	체열 적음
임신, 산후		사물탕	궁귀탕	자소음	

① 체열/건실도 증등 (임신, 산후형 변비)

처방해설

芎歸湯(上112) 治産前後諸疾 及血暈不省 横逆 死胎不下 血崩不止 臨月服之 縮胎易産 産後服之 惡血自下

妊娠通治(婦人妊娠) 保産(婦人妊娠) 子淋(婦人妊娠) 血崩(婦人産後) 頭痛(婦人産後) 血暈(頭) 血暈(婦人産後) 失血眩暈(血) 陰脫(婦人産後) 便秘(婦人産後) 喘嗽(婦人産後) 胞衣不下(婦人妊娠)

川芎 當歸 各五錢

- 혈허(血虛)나 혈행장애(血行障碍)로 인해 발생하는 출산전(産前), 산후(産後)의 제증상(諸症狀)에 사용한다.
- 임신빈혈이나 빈혈로 인한 현훈, 임신변비에도 사용한다.
- 출산으로 인한 혈허(血虛)와 혈행장애로 인해 발생된 현훈(眩暈)과 출산후 오로(惡露)나 출혈(出血)에도 사용한다.
- 출산 후 산후빈혈이나 산후변비, 젖몸살에도 사용한다.
- 활혈 윤장작용으로 출산 직후의 산후변비나 임신변비에 가장 많이 사용한다.

변비 외 치료효과

- **산전후제질, 혈훈불성, 횡역산, 최산,** 진통, 임신빈혈, 산후복통, 산후 젖몸살, 자간, 산후빈혈, 마취성 호흡곤란

치험사례

궁귀탕 **천궁 당귀** 각 20g

임신변비
(여 44세 소양인 주부 158cm 51kg 경기도 안양시)

① 매일 보든 대변이15일 전부터 3-4일간 나오지 않는다.

㉠ 배속이 답답하고, 방귀도 잘 나오지 않고, 머리가 무겁다.
㉡ 동시에 소화도 잘 않되고 음식뒤에는 배가 그득하다.

② 이후 3-4일 1회씩 대변을 보나,

㉠ 대변 때마다 전신의 힘을 많이 주어야 겨우 나오며

㉡ 항문이 찢어지는 느낌이다. 대변과 함께 피가 섞여나온다.

㉢ 대변은 평소보다 매우 굵고 딱딱하며 량이 매우 많다.

③ 대변 뒤 항문에 열감이 있으며

㉠ 욱신거리며 부어있는 느낌이고

㉡ 2일은 항문 통증이 지속된다.

④ 생리예정일이 지나서 혹시나 하는 마음에서 약국에서 파는 임신테스트 용지로 소변을 검사해보니 임신의 표식이 나왔다. 그래서 산부인과에 가서 초음파로 진단을 하니 임신 6주였다.

⑤ 평소 식사도 잘하고 건강한 편이다.

⑥ 약간의 당뇨가 있고, 당뇨 가족력도 있다.

⑦ 임신빈혈도 없다.

임신초기부터 발생한 변비와 임신보혈을 겸하여 궁귀탕을 본방으로 하여 10일분으로 1재를 투여하였다.

① 2일간 4첩을 복용하니 힘을 몹시 주지 않어도 쉽고 부드럽게 대변이 나왔다. 대변이 딱딱하지도 않았고, 항문이 아프거나 피가 나오지도 않았다.

② 이후 매일 궁귀탕을 복용, 2일마다 1번씩 대변을 3차례나 더 보았고, 이후에도 2일에 1번 씩 보는 경향이 생겼다.

③ 20첩을 복용한 이후에도 변비는 나타나지 않았다.

(박영진 선생-이종대 자료집)

출산후 변비 복용

"왕후께서 순산을 마쳤으니 궁귀탕에 도인, 홍화를 가미하여 복용케 하겠습니다" (현종즉위년 11월15일) 조선왕조실록

아이를 순산한 후에는 어혈이 잘 빠지고 배가 순조롭게 꺼지게 만드는 약인 '궁귀탕'이라는 한약처방을 사용하였다.

이약은 출산후 당연히 처방되는 약이기에 때로는 임금에게 미리 허락을 구하지 않고, 우선 투여를 한후에 보고를 하는 경우도 있었든 것으로 전해진다

[시사오늘]

출산후 변비 복용

이문건(李文楗)은 어렵게 얻는 손자를 살리기 위하여 갖가지 방법을 동원하기도 한다. 여종이 출산하고서 병이 들자 궁귀탕을 지어주었고 익모초로 익모환을 만들어서 먹여서 치료한 모습을 기록하여 조선시대의 민간요법도 확인할 수 있다.

이문건(李文楗, 조선중종1494~1567년)의 양아록(육아일기)
-우리나라 현존 최초의 육아일기

적용사례

궁귀탕 임신변비 적용사례

1-1. **임신변비**(妊娠便秘) 여 44세 소양인 158cm 51kg

(2017.10.25.)

② 건실도 낮음 (임신, 산후형 변비)

처방해설

紫蘇飮(中160) **治 子懸 及氣結難産** 子懸(婦人姙娠) 孕婦傷寒(寒) 保産(婦人姙娠) 催産(婦人姙娠) 衝上(足)

紫蘇葉 二錢半 人蔘 大腹皮 川芎 陳皮 白芍藥 當歸 各一錢 甘草 五分 薑四片 葱三莖

- 자소음은 자현(子懸)과 기결(氣結)로 인한 난산(難産)에 사용한다.
- 본래는 배가 단단하게 뭉치고 당길 때, 기(氣)가 울체(鬱滯)되어 태기(胎氣)가 흉곽 쪽으로 치받쳐 난산(難産)되기 쉬운 경우에 사용하는 처방이다.
- 임신감기를 겸한 입덧에도 활용한다.
- 허냉(虛冷)하거나 허약(虛弱)한 상태에서 감기에 걸려 기침을 하면서 입덧을 할 때 사용한다.
- 입덧만 하는 경우에도 사용한다.
- 자소음에 포함된 정통산(당귀 작약 천궁)의 약성을 활용하여 임신변비에도 사용한다.

변비 외 치료효과

- **임신감기, 입덧, 기침, 가래, 비염, 콧물,** 복통, 소화불량, 식사전폐, 전신통, 두통, 인통, 견비통, 현훈, 무기력, 무서움

치험사례

자소음 자소엽 10g 인삼 대복피 천궁 진피 백작약 당귀 각 4g 감초 2g 강4 총3

임신구토, 식사전폐(全閉), 오한, 무기력, 변비(便秘), 무서움, 슬랭(膝冷)

(여 30세 소음인 경기도 군포시)

키가 작고 약간 살찐 소음인 주부, 임신 2개월로

① 15일 전부터 먹으면 모두 토한다.
② 식사를 전혀 못하고 음식냄새도 싫다고 한다.
③ 15일 전부터 종일 오한(惡寒)이 난다.
④ 평소에 추위를 타며 손발이 차다.
⑤ 무릎과 어깨가 차다.
⑥ 피로하고 기운이 없다.
⑦ 대변은 4일에 1번 보며 변비가 있다.
⑧ 소변을 자주 보며 자다가도 4번씩 본다.
⑨ 매운 음식을 좋아하고
⑩ 식욕과 소화력은 보통이다.
⑪ 첫아이 때는 출산할 때까지 입덧을 했다고 한다.
⑫ 밤이면 무서움을 탄다.
⑬ 15일 전 어머니가 사망하여 신경을 많이 썼다.

15일 전부터 식사를 전혀 못하고 오한(惡寒)이 난다는 소음인 주부의 입덧을 목표로 자소음 2배량에 피로하고 기운 없다는 것을 감안하여 인삼을 4돈으로 증량하고, 구토를 감안하여 복령 2돈, 백두구 2돈를 더하여 10일분 20첩을 투약했다. 13일 뒤에 다시 와서,

① 그 약을 복용한 이후 간혹 토하고,
② 식사를 조금씩 하고,
③ 기운이 나고,
④ 변비와 밤이면 무서움 타던 것이 소실되고
⑤ 무릎과 어깨가 찬 것이 경감되었다고 한다. 그러나 가끔씩 오한(惡寒)이 난다.

요청대로 전과 같은 처방으로 10일분 20첩을 투약했다.

(이종대-새로보는 방약합편)

적용사례

자소음 변비 적용사례

1-1. **임신구토(妊娠嘔吐), 식사전폐(食事全閉), 오한(惡寒), 무기력(無氣力), 변비(便秘), 무서움, 슬랭(膝冷)** 여 30세 소음인

1-2. **입덧, 식욕부진, 복부포만, 명치비, 곤권심, 두통, 소복상추, 배변장애** 여 29세 소음인 천안시 강병수선생

③ 건실도 높음 (임신, 산후형 변비)

처방해설

四物湯(上68) **通治血病** 通治(血) 通治(眼) 肝虛(虛勞) 陰虛(虛勞) 不調(婦人月經) 瘦怯者(婦人姙娠) 陰戶腫(前陰) 子癎(婦人姙娠) 子瘖(婦人姙娠) 兒枕痛(婦人産後) 血崩(婦人産後) 陰脫(婦人産後) 風痓(婦人産後) 頭痛(婦人産後) 泄痢(婦人産後)

熟地黃 白芍藥 川芎 當歸 各一錢二分半

- 혈허(血虛)와 혈행장애(血行障碍)로 인한 각종 부인질환에 사용한다.
- 혈허로 인한 월경불순(月經不順), 현훈, 안과질환, 불임에 사용하며, 빈혈로 인한 허약에도 사용 한다.
- 비교적 소화력이 좋은 사람에게 적합하다.
- 건실한 사람의 산후 출혈에도 사용한다.
- 소화력이 좋은 사람의 변비에도 사용한다.

변비 외 치료효과

- **빈혈, 현훈, 혈색불량, 피로, 팔저림,** 월경불순, 월경통, 월경과다, 난소염, 난관폐쇄증, 자궁내막염, 건성피부염, 안통, 주부습진, 피부소양, 아토피성피부염, 요통, 불면증, 사지번열, 쥐, 태동불안, 유즙결핍증, 코피, 조열(潮熱), 산후오로불하

치험사례

사물탕 숙지황 백작약 천궁 당귀 각 5g

하품 과다, 변비, 빈혈성 현훈

(여 51세 160cm 60kg 전주시 덕진구)

몸 전체에 살이 많이 찐 편. 조금만 무리해서 걷거나, 운동하거나, 일을 해도 온몸이 아프다.

① 언제 부턴가 피곤하지도 않은 데도 새벽, 저녁시간 때뿐만 아니라 낮에도 하품이 계속 나온다.
② 왼쪽 엄지발가락 끝부분의 감각이 이상하며 마치 내 살이 아닌 듯 한 먹먹한 느낌이 난다.
③ 현기증이 심하여 앉아 있을 수 없을 정도로 어지러울 때가 가끔 있다. 누워있어도 방 전체가 빙빙 도는 듯 심하게 어지럽다.
④ 원래 빈혈이 있어 평소에도 어지럼증이 약간 있는 편이다.
⑤ 갱년기로 열이 올랐다 내렸다 반복된다.
⑥ 변비가 예전부터 있었다.
⑦ 예전에는 손, 발이 차고 시렸으나 나이를 먹으면서 많이 없어졌다.
⑧ 다리 저림 등의 혈액순환 장애가 젊을 때부터 있어왔다.
⑨ 살이 많이 쪄서 허리와 무릎 관절에 통증을 호소한다.

사물탕을 아침, 저녁 하루 2번 들라고 20첩을 지어주었다. 약을 규칙적으로 먹지는 않았다.

① 약복용후 낮에는 하품을 하지 않으며 하품의 빈도도 줄어들었다.
② 예전부터 있었든 변비가 없어졌다.
③ 빈혈증상이 없어졌다.

(박주은 선생-태극한약학회)

소아변비(小兒便秘)

(남 5세 열성태음인 경기도 안양시 동안구 관양동)

2년 전 3살 때 다한(多汗)이 있고 보약을 원하여 황기건중탕 1첩을 지어주었는데, 이번에는 변비가 있다며 내방했다.

① 태어날 때부터 3~5일에 1회 대변을 보는데, 대단히 굵고 굳은 변이다.
② 태어날 때부터 태열(胎熱)이 있는데, 피부가 거칠고 주로 겹치는 부위에 증상이 많이 나타난다.
③ 코막힘이 있다.
④ 체열이 높아서 찬 방에서 자야 하고 찬 음식을 잘 먹는다.
⑤ 식욕이 좋고 소화도 잘된다.
⑥ 땀이 많이 난다.

태어날 때부터 태열이 있으며 현재 변비 증상이 있는 아이에게 사물탕을 사용하기로 하고 사물탕에 지실 1.25돈을 더하여 4첩을 지어주었다. 7개월 후인 8월 하순에 내이염(內耳炎)으로 내방했을 때 확인해 보니,

① 그 약을 복용한 후로 변비가 소실되었으며
② 그 후부터는 변비가 없었다고 한다.

(이종대-새로보는 방약합편)

적용사례

사물탕 적용사례

1-1. **하품과다, 변비(便秘), 빈혈성현훈(貧血性眩暈), 발가락 감각 이상** 여 51세 160cm 60kg

1-2. **소아변비(小兒便秘)** 남 5세 열성태음인

1-3. **+향사육군자탕 과립제 - 수족랭(手足冷), 변비(便秘), 복랭(腹冷)** 여 51세 160cm 56kg

1-4. **+향사육군자탕- 전신허약, 피로, 견통, 변비** 여 51세 소양인 학원선생 고양시 이진상 선생

(2017.10.기준-이종대 자료집)

제 2 장

더 들여다 보기

약성에 따라 여러 병증에 사용되는 변비처방

아래의 21개 처방은 변비에도 사용되며, 약성(藥性)에 따라 다른 병증(病症)에도 사용된다. 각 처방의 활용사례를 보고 이 처방이 어떤 병증에도 적용되었는지를 이해하는데 목적이 있다.

- 자윤탕
- 소승기탕
- 제천전
- 대승기탕
- 사물탕
- 단치소요산
- 경옥고
- 당귀건중탕
- 귀비탕
- 궁귀탕
- 방풍통성산
- 대건중탕
- 가미귀비탕
- 대황감초탕
- 삼출건비탕
- 대영전
- 계지가작약탕
- 당귀사역탕
- 지실작약산
- 통경탕
- 자소음

1 자윤탕

처방해설

滋潤湯(下1) **治 風中臟 二便閉 先服此 後以[愈風散]調理** 中臟二便閉(風)
當歸 生地黃 枳殼 厚朴 檳榔 大黃 麻仁 杏仁 各一錢 羌活 七分 紅花酒焙 三分

- 중풍으로 인한 변비(便秘)와 일반인의 변비(便秘)에 사용한다.
- 대변이 굳은 형태의 변이나 토분상 같은 대변에도 사용한다.
- 변비로 인한 복통이나 변비를 겸한 항문통.
- 뇌경색 치료용으로 사용한다.
- 체력은 중간이나 중간 이상인 사람의 변비에 사용하며 만성변비에 많이 사용한다.
- 계지가작약탕 보다는 실증이거나 만성적일 경우에 사용하며 소승기탕 보다는 약간 덜 실증일 경우에 사용한다.
- 처방속의 소승기탕은 장운동을 급격히 증가시키고 의이환(당귀생건지황)과 마인행인은 윤장작용을 한다.

변비 외 치료효과

- **배변통**, 항문통, 하복통, 혈변, 부종, 피로, 안구건조증, 속쓰림, 소화불량, 월경통

✚ 자윤탕 활용사례 (2017.7.기준)

1-1. **변비**(便秘) 여 25세 태음인

1-2. **변비**(便秘), **부종**(浮腫) 여 38세 태음인

1-3. **변비**(便秘), **배변통**(排便痛) 남 57세 태음인 택시운전 174cm 74~76kg

1-4. **변비**(便秘), **혈변**(血便), **속쓰림**, **소화불량**(消化不良), **월경통**(月經痛) 여 태음성소음인

1-5. **변비**(便秘) 남 19세 소음인 173cm 60kg

1-6. **노인변비**(老人便秘) 여 77세

1-7. **소아변비**(小兒便秘), **토분상**(兎糞狀) 남 2세 85cm 10.5kg

1-8. **만성변비**(慢性便秘) 여 22세 태음인

1-9. **만성변비**(慢性便秘) 여 20세 소양인 대학생 158cm 52kg

1-10. **3년된 만성 변비, 부종** 여 57세 소양인 한국인 미국 LA 이정근선생

1-11. **심한 변비, 극심한 피로감** 여 56세 태음인 분식집경영 김형산선생

2-1. **피로**(疲勞), **변비**(便秘), **부종**(浮腫), **안구건조증**(眼球乾燥症) 여 32세 소양인 160cm 64kg

3-1. **하복통**(下腹痛), **변비**(便秘) 여 81세

4-1. **실패례-중풍변비**(中風便秘) 여 72세 태음인

4-2. **실패례-심한 변비**(便秘)**와 극심한 피로감**(疲勞感) 여 56세 태음인 163cm 59kg

✚ 자윤탕 합방 활용사례

1-1. **+시호가용골모려탕 - 30년의 흉통**(胸痛), **변비**(便秘) 여 70세 소양인 150cm

(이종대 자료집)

2 당귀건중탕

처방해설

當歸建中湯(上45) 治 虛勞 裏急 腹痛 夢遺 咽乾. 血瘀 加當歸 名[當歸建中湯] 虛痛(腹) 虛痛(胸) 寒疝(前陰)白芍藥 五錢 桂枝 三錢 甘草炙 一錢 薑五片 棗四枚 黑糖 一兩 熔化服

- 소건중탕에 당귀를 더한 처방이다.
- 혈허(血虛)를 겸한 허약(虛弱)과 이로 인한 요통(腰痛), 복통(腹痛), 변비(便秘), 빈혈(貧血)에 사용한다.
- 소아의 혈허를 겸한 성장통(成長痛), 식욕부진(食慾不振), 성장부진(成長不振), 오줌싸개, 몽유(夢遺) 등에도 사용한다.
- 전신의 이완에 따른 소화기 근육의 이완으로 장의 운동성이 약화되어 음식의 이동의 느려지거나 쌓여서 변비가 되는 경우에 사용한다.

변비 외 치료효과

- **복통, 성장통, 식욕부진, 소아허약,** 성장부진, 족번열, 노인변비, 피로, 쥐, 복직근구급, 견비통, 코피, 야제, 감기빈발

소건중탕 활용사례 (2017.7.기준)

1-1. **소아허약**(小兒虛弱) 여 10세 소양인 150cm 37kg
1-2. **피로**(疲勞), **수족랭**(手足冷) 남 13세 소음인 170cm 50kg
1-3. **소아식욕부진**(小兒食慾不振), **발육부진**(發育不振), **복통**(腹痛) 남 12세
1-4. **식욕부진**(食慾不振), **족번열**(足煩熱) 남 5세 소음인
1-5. **소아식욕부진**(小兒食慾不振), **소화불량**(消化不良) 남 8세 소음성 태음인
1-6. **소아식욕부진**(小兒食慾不振), **감기빈발**(感氣頻發) 여 4세 120cm 15kg
1-7. **소아식욕부진**(小兒食慾不振) 남 5세
1-8. **소아식욕부진**(小兒食慾不振), **허약**(虛弱), **수척, 짜증** 남 6세 소음인
2-1. **소아복통**(小兒腹痛), **성장통**(成長痛) 여 7세 소음인
2-2. **소아하복통**(小兒下腹痛), **산통**(疝痛) 8세 초등생
2-3. **소아복통**(小兒腹痛) 남 7세 태음인
2-4. **소아복통**(小兒腹痛) 여 8세 소양인 117cm 22.5kg

2-5. **새벽위통** 남 71세 소음인 171cm 63kg

3-1. **성장통(成長痛), 알레르기성 피부염** 여 9세 소양인 133cm 24kg

4-1. **족번열(足煩熱), 복직근연급(腹直筋攣急)** 남 70세

4-2. **족번열(足煩熱)** 남 37세 태음인 172cm

4-3. **극심한 신체열(身體熱), 수족번열(手足煩熱), 피로, 식후곤권(食後困倦)** 남 35세 소음인

4-4. **발바닥 통증, 족부부종(足部浮腫)** 남 39세 태음성소음인

5-1. **월경통(月經痛), 근육경련(筋肉痙攣 : 쥐남), 손발저림** 여 17세 소양인

5-2. **견통(肩痛), 비통(痺痛), 쥐남** 남 39세 조열성소양인

6-1. **소아야뇨(小兒夜尿)** 남 6세 소양인

6-2. **소변실금(小便失禁)** 여 13세 소음인

7-1. **위암(胃癌), 피골상접(皮骨相接), 호흡곤란(呼吸困難)** 남 62세

7-2. **위암(胃癌)** 여 33세

7-3. **위암(胃癌)** 남 50세

7-4. **위암(胃癌)** 남 60여세

7-5. **위장병(胃腸病)**

7-6. **췌장암(膵臟癌)** 남 44세

8-1. **식중독(食中毒), 고열(高熱)** 남 32세

8-2. **소아의 찬 음식형 설사, 식욕부진(食慾不振), 성장통(슬통, 발목통), 피로** 남 12세 160cm 40kg

8-3. **노인변비(老人便秘)** 70세

8-4. **위장기능 무력성 변비** 여 18세 (고방강해-서정호약사)

8-5. **토끼똥 변비, 탈항, 배변기피** 여 3세 (고방강해-서정호약사)

8-6. **혈변(血便)** 여 27세

9-1. **코피, 상열(上熱), 설사빈발(泄瀉頻發)** 남 24세 175cm 68kg

10-1. **두통(頭痛)** 여 31세

11-1. **알레르기성 결막염(結膜炎), 알레르기성 비염(鼻炎)** 남 11세 소음인

12-1. **습진(濕疹), 족번열(足煩熱), 성장통(成長痛)** 남 4세 태음인

13-1. **간질(癎疾)** 여 12세

⊞ 소건중탕 합방 활용사례

1-1. **+옥병풍산 - 식욕부진, 복통, 천면(淺眠), 감기빈발** 남 5세 소양성태음인 100cm 18kg

2-1. **+보중익기탕 - 소아코피, 복통(腹痛), 수척, 식욕없고 마른 아이** 남 5세

황기건중탕

1-1. **피로**(疲勞), **전신통**(全身痛), **근육경직**(筋肉硬直), **보행곤란, 하지무력**(下肢無力) 남 46세 소양인
2-1. **혈한**(血汗), **수장번열**(手掌煩熱), **피로, 도한, 현훈**(眩暈), **정충**(怔忡), **식욕부진, 다몽, 식체** 남 29세 소음인
3-1. **몽유병**(夢遺病), **잠꼬대, 야제**(夜啼), **두통**(頭痛) 남 12세
3-2. **잠꼬대, 몽유병**(夢遺病), **야제**(夜啼) 남 4세
4-1. **화상**(火傷) **후 새살돋기** 남 1세 태음인
5-1. **배근경직**(背筋硬直), **항강**(項强), **척추통**(脊椎痛) 여 25세 소음인 160cm 50kg
6-1. **소변실금**(小便失禁) 남 8세
7-1. **8개월째 반복되는 만성중이염**(慢性中耳炎) 남 3세

당귀건중탕

1-1. **피로감**(疲勞感), **기상곤권**(起床困倦) 남 23세
2-1. **유아하복통**(幼兒下腹痛), **장무력**(腸無力) 여 11세
3-1. **배울림** 여 30세
4-1. **좌골신경통**(坐骨神經痛), **종아리 견인통**(牽引痛), **발등저림** 여 48세
5-1. **비염**(鼻炎), **편식**(偏食), **침흘림, 피부건조**(皮膚乾燥) 남 11세 소양성소음인

귀기건중탕

1-1. **수험생 보약, 복직근연급**(腹直筋攣急), **동계**(動悸), **도한**(盜汗), **진수음**(振水音) 남 21세 소음인
2-1. **소아복통**(小兒腹痛) 남 11세
3-1. **속쓰림, 위통**(胃痛) 여 24세
4-1. **경련성**(痙攣性) **동통**(疼痛) 남 11세
5-1. **몽유병**(夢遺病), **무서움, 잠꼬대, 변비**(便秘) 남 8세 소양인
6-1. **앙와**(仰臥)
7-1. **식욕부진**(食慾不振), **성장부진** 여 8세 18kg
8-1. **소아짜증, 대변난**(大便難), **감기빈발, 성장통**(成長痛), **복통, 도한**(盜汗), **식욕부진, 혈색불량** 여 7세

(이종대 자료집)

3 삼출건비탕

처방해설

蔘朮健脾湯(上21) **健脾 養胃 運化飮食.** 補益(內傷)

人蔘 白朮 白茯苓 厚朴 陳皮 山査肉 各一錢 枳實 白芍藥 各八分 砂仁 神麯 麥芽 甘草 各五分 薑三片 棗二枚

- 소화기가 연약한 사람의 소화기 보약으로도 사용한다.
- 소화력이 약한 사람의 식욕부진(食慾不振), 소화불량(消化不良), 변비(便秘), 대변불규칙(大便不規則) 등에 사용한다.
- 소화기가 약하면서 변비경향이 있거나 대변이 불규칙 적인 사람의 소화불량에 사용한다.
- 어린이의 식욕부진을 겸한 변비(便秘)에 많이 사용한다.
- 과민성 대장증후군 등에도 사용한다

변비 외 치료효과

- **소화기허약, 소화불량, 식욕부진,** 식체빈발, 복통, 속쓰림, 명치통, 변불규칙, 구취, 두중, 신중, 면부종

삼출건비탕 활용사례 (2017.7.기준)

1-1. **소화불량**(消化不良), **매핵기**(梅核氣), **면부종**(面浮腫), **호흡곤란**(呼吸困難), **흉몽**(凶夢), **식체빈발**(食滯頻發), **변비**(便秘), **두중**(頭重), **신중**(身重), **곤권**(困倦) 여 23세 소음인
1-2. **소화불량**(消化不良), **구취**(口臭), **복통**(腹痛), **변비**(便秘) 남 34세 소양인 175cm 72kg
1-3. **소화불량**(消化不良) 남 40세 소음인
1-4. **소화불량**(消化不良), **수족랭**(手足冷), **두통**(頭痛) 여 33세 소양성소음인
1-5. **소아복통**(小兒腹痛), **식욕부진**(食慾不振), **변비**(便秘) 여 4세
1-6. **식체빈번**(食滯頻繁), **피로** 여 36세 소음성소양인 160cm 50kg
1-7. **소화불량**(消化不良), **부종**(浮腫), **변비**(便秘) 여 50세 소음인 158cm 55kg
1-8. **만성소화불량, 두통, 변비, 난소암 젤로다 복용중** 여 68세 인천시 운서동 장성환선생
2-1. **소아식욕부진**(小兒食慾不振), **복통**(腹痛), **변비**(便秘) 여 6세 소음인
2-2. **식욕부진**(食慾不振), **변비**(便秘), **만성피로**(慢性疲勞) 남 24세 태음인
2-3. **소아 식욕부진**(食慾不振), **야제**(夜啼) 여 2세 태음인

2-4. **소아 식욕부진(食慾不振), 복통(腹痛)** 남 10세 소음인

2-5. **소아 식욕부진(食慾不振)** 남 4세 소양인

2-6. **식욕부진(食慾不振), 소화불량, 불면(不眠)** 남 43세 소음인 178cm 64kg

2-7. **식욕부진(食慾不振)** 여 32세 소음인 162cm 46kg

2-8. **식욕부진(食慾不振)** 여 8세 122cm 23.5kg

3-1. **소아변비(小兒便秘), 식욕부진(食慾不振)** 남 9세 소양인

3-2. **변비(便秘)** 여 24세 소양성소음인

3-3. **변비(便秘)** 여 47세 소양성태음인

3-4. **변비(便秘), 근육경련(筋肉痙攣:쥐남), 속쓰림, 구내염(口內炎), 소변빈번(小便頻繁)** 여 15세 소양인

3-5. **변비(便秘), 소변빈삭(小便頻數), 소화불량(消化不良), 현훈(眩暈)** 여 21세 소음인 163cm 44kg

4-1. **소아복통(小兒腹痛), 대변불규칙(大便不規則)** 여 5세 소양성태음인

4-2. **명치통, 속쓰림** 남 37세 소양성소음인

4-3. **속쓰림, 변비(便秘)** 여 31세 소음인

5-1. **소아설사(小兒泄瀉), 복통(腹痛), 혈색불량(血色不良)** 남 5세 태음인

5-2. **연변(軟便), 피로(疲勞)** 남 31세 소음인 178cm 73kg

5-3. **대변빈번 일5회 감기빈번** 남 1세 부산시 명지동. 윤혜리선생

6-1. **두통(頭痛), 소화불량(消化不良)** 여 34세 소음성소양인

6-2. **견통(肩痛), 식체빈발(食滯頻發), 변비(便秘), 신중(身重), 여드름, 속쓰림** 여 29세 소음성태음인

7-1. **피로(疲勞), 변비(便秘)** 여 42세 소음인 157cm 51kg

7-2. **피로(疲勞), 식욕부진(食慾不振)** 남 29세 소음인

8-1. **슬랭(膝冷), 수족저림** 여 51세 태음성소양인 155cm 52kg

8-2. **복랭(腹冷), 수족랭(手足冷)** 여 14세 소음인

8-3. **소아 소변빈삭(小便頻數), 물사마귀, 비만(肥滿)** 남 8세 열성태음인

9-1. **비만(肥滿)의 시험복용** 여 47세 태음인 162cm 65kg

9-2. **삼출건비탕 복용 후 피부건조(皮膚乾燥)** 여 72세 소음인

삼출건비탕 합방 활용사례

+ **향사평위산- 구취, 가래, 침많음, 뇌경색 반신장애자, 변비는 여전** 남52세 정채희선생

(이종대 자료집)

4 소승기탕

처방해설

小承氣湯(下8) **治 傷寒裏證 小熱 小實 小滿 宜緩下者. 傷寒論: 大便必硬 硬則譫語 小承氣湯主之. 裏症(寒)**

大黃 四錢 厚朴 枳實 各一錢半

- 고열의 질환을 앓고난 뒤 나타나는 변비에 사용한다.
- 체열이 많은 실증의 변비(便秘)에 사용한다.
- 변비로 인한 고창증(臌脹證), 하복팽만(下腹膨滿), 두중(頭重), 정신질환(精神疾患) 등에도 사용한다.
- 변비로 인한 복통(腹痛)이나 방귀냄새가 고약한 경우에도 사용한다.

변비 외 치료효과

- **고창, 두통, 두중, 심번, 고열,** 경련, 양광

소승기탕 활용사례 (2017.7.24.기준)

1-1. **완고한 변비**(便秘) 남 70세

1-2. **고창**(鼓脹), **변비**(便秘) 여 36세 연약한소양인

2-1. **두중**(頭重), **소변적**(小便赤) 여 21세 소양인

3-1. **전신경련**(全身痙攣) 남 2세 태양인

4-1. **수족마비**(手足痲痹), **두통**(頭痛) 여 21세 태음인

5-1. **광증**(狂症) 남 26세 태음성소양인 177cm 74kg

6-1. **부작용** 남 28세 소양성태음인 180cm 80kg

(이종대 자료집)

5 귀비탕

처방해설

歸脾湯(上66) 治 憂思 勞傷心脾 健忘 怔忡 又治 每觸遺精 健忘(神) 不睡(夢) 崩漏(婦人帶下) 鬱火(婦人月經) 濕痒(前陰) 陰戶出(前陰) 每觸遺精(精) 不禁(小便) 陰虛面浮(面) 勞傷吐血(血)

當歸 龍眼肉 酸棗仁炒 遠志 人蔘 黃芪 白朮 白茯神 各一錢 木香 五分 甘草 三分 薑五片 棗二枚

- 전신허약(虛弱)이나 심장기능이 저하되어 골반의 말초까지 충분한 혈액공급을 하지 못하고 나타난 허약성 변비에 사용한다. 질건조나 성교통, 성교출혈에도 사용한다.
- 연약한 사람이 신경을 많이 쓰거나 지속적으로 스트레스를 받은 결과 몸이 허약해지고 말초까지 혈액이 충분하지 전달되지 못해 발생하는 수족저림 피부건조, 수장건조, 족장균열, 설열, 이명, 갑상선기능저하 자궁출혈 등에 사용한다.
- 심장이 약하거나 피부가 곱고 연약한 사람에게 적합하다.
- 손발톱 균열이나 변형에도 사용한다.

변비 외 치료효과

- **수족저림, 피부건조, 수장건조, 질건조, 손톱균열, 발꿈치 균열**, 주부습진, 혈관연약, 자반증, 수장한, 수족번열, 이명, 풍치통정충, 경계, 불안, 우울, 흉비, 천면, 불면, 건망, 탈모, 구미, 지절통, 갑상선기능저하증, 갑상선기능항진증

귀비탕 활용사례 (2017.7.기준)

1-1. **불면**(不眠), **정충**(怔忡), **피부고조**(皮膚枯燥), **손발 갈라짐, 손톱균열, 손톱변형** 여 62세 소음인

1-2. **불면**(不眠), **변비**(便秘) 여 50세 태음인

1-3. **불면증**(不眠症), **수족저림** 여 53세 태음성소음인 160cm 58kg

1-4. **불면**(不眠), **천면**(淺眠), **피로**(疲勞) 여 20세 소음성소양인 161cm 50kg

1-5. **신경성 불면**(不眠) 남 30세 소양성소음인 176cm 68kg

1-6. **불면**(不眠) 남 65세

1-7. **불면**(不眠), **피로**(疲勞), **족균열**(足龜裂), **습진**(濕疹), **허열**(虛熱) 남 32세 소음인 178cm 63kg

1-8. **불면, 다몽**(多夢), **건망, 수족랭**(手足冷), **사지무력, 잔변감**(殘便感) 여 23세 소양성소음인 168cm

1-9. **불면**(不眠), **두중**(頭重) 29세 소음인

1-10. **불면**(不眠), **이명**(耳鳴) 여 33세 153cm 44kg

1-11. **불면**(不眠), **다몽**(多夢) 여 24세 소음인

1-12. **불면**(不眠), **수면시 발저림** 여 35세 소음인

1-13. **불면**(不眠), **피부건조** 여 36세 소음인 162cm 50kg

1-14. **불면**(不眠), **피부건조, 짜증** 여 36세 소음인 158cm 52kg

1-15. **불면증**(不眠症), **정충**(怔忡), **흉민**(胸悶), **월경불순**(月經不順) 여 22세 소음인

1-16. **불면 긴장 정충** 여 23세 대학생 소음인형 경기도 고양시 백마마을 이윤호선생

1-19. **불면, 신경예민, 소화기능저하** 남 35세 179cm 65kg 조용희선생

1-20. **불면증, 신중** 여 39세 과외선생님 160cm 45kg 경남 김해시 임경민선생

1-21. **불면, 졸음, 수장한, 빠른 심박동** 남 23세 소음인 대학생 178cm 전남 나주시 동신대 기숙사 정기만선생

1-22. **불면 긴장 정충, 친구자살 소식을 듣고 충격후** 여 23세 소음인형 대학생 경기도 고양시 태극한약 이윤호선생

2-1. **불안**(不安), **초조**(焦燥), **신경과민, 기억력격감, 구건**(口乾), **비듬, 식욕부진, 소화불량** 남 27세 소음인

2-2. **불안감**(不安感), **피로**(疲勞), **짜증** 남 39세 태음성소음인

2-3. **불안**(不安), **초초** 여 26세

2-4. **불안**(不安), **초조, 소변빈삭**(小便頻數), **전신부종**(全身浮腫) 여 23세 고시준비2년생

2-5. **스트레스, 불안**(不安), **불면증**(不眠症), **짜증, 소화기능저하** 여 22세 165cm 46kg

2-6. **수험생 예민, 불안, 피부건조** 남 20세 소음인 172cm 65kg

2-7. **신경과민**(神經過敏), **불면**(不眠) 남 49세 소음인

2-8. **정신이상, 무서움, 환영** 여 21세 병인론-김구영선생

3-1. **정충**(怔忡), **피로**(疲勞), **번각**(煩覺), **수장한**(手掌汗), **견중**(肩重) 여 31세 소음인

3-2. **정충**(怔忡), **소화불량**(消化不良), **경계**(驚悸) 여 48세 태음인 160cm 61kg

3-3. **심계**(心悸), **정충**(怔忡), **현훈**(眩暈) 여 68세 소양인 155cm 60kg

3-4. **기상충**(氣上衝), **짜증, 불면**(不眠), **수족랭감**(手足冷感) 여 25세 소음인 164cm 52kg

3-5. **흉비**(胸痞), **조급함, 족장균열**(龜裂), **순건**(脣乾), **수족건조, 천면**(淺眠), **공포감, 두중** 여28세 소음인

3-6. **흉비**(胸痞), **손저림** 남 43세 태음인

3-7. **흉비**(胸痞), **피로**(疲勞), **소화불량**(消化不良) 여 63세 태음인 160cm 65kg

3-8. **두중**(頭重), **항강**(項强), **소화불량**(消化不良), **경계**(驚悸), **정충**(怔忡) 여 23세 소양인

3-9. **두통, 항강**(項强), **수족저림, 정충, 흉비**(胸痞), **짜증, 불안, 설사, 추위탐, 무한**(無汗) 여 26세 소음인

4-1. **수족다한**(手足多汗) 남 13세 태음인

4-2. **수장한 소화불량 손발시림** 여 31세 소양성 소음인 163cm 55kg 경기도 군포시 통합방제 구은주선생

4-3. **수족한**(手足汗 : 손발바닥 땀) 남 36세 소음성소양인 프로골퍼 179cm 68kg 대구시 수성구 김중근선생

4-4. **도한**(盜汗), **낭습**(囊濕) 남 40세 태음인

5-1. **이명**(耳鳴), **현훈**(眩暈) 여 44세 소음성소양인

5-2. **이명**(耳鳴) 여 38세 소양성태음인

5-3. **허약성 이명**(耳鳴), **피곤무력증, 수족랭증**(手足冷症) 여 46세 155cm 53kg

5-4. **이명, 두통, 피로, 극심한 스트레스후** 남 35세 목사 울산시 박철민선생

6-1. **치은염**(齒齦炎), **피로, 천면**(淺眠), **하복경결**(下腹硬結), **낭습**(囊濕), **풍치통, 족장건조**(足掌乾燥) 남 40세 소양성소음인

6-2. **치은염**(齒齦炎), **풍치통**(風齒痛) 여 54세 태음인

6-3. **잇몸 궤양, 잇몸변색, 잇몸이완** 여 51세 백인 Santa Monica City CA USA 황제한의대 김재훈교수

6-4. **풍치통**(風齒痛) 남 41세 소양성소음인

6-5. **풍치통**(風齒痛) 여 28세 소양성소음인

6-6. **치통**(齒痛) 남 36세 소음인

7-1. **설열**(舌裂), **설통**(舌痛), **설열**(舌熱), **대변난**(大便難), **불면** 여 68세 태음성소양인 154cm 63kg

7-2. **구미**(口糜) 남 15세 태음인 55kg

8-1. **손저림, 감각둔감**(感覺鈍感) 남 27세 태음인

8-2. **손저림, 손가락 저절로 접힘, 불면**(不眠) 여 67세 소음인 157cm 49kg

8-3. **발가락저림, 마비감, 피로**(疲勞), **경소**(經少) 여 42세 소음인 153cm 43kg

8-4. **손끝갈라짐, 발뒤꿈치 갈라짐, 소화불량**(消化不良), **추위탐, 하복통**(下腹痛), **요통**(腰痛), **허리굽음, 기상곤권**(起床困倦), **신중**(身重) 여 61세 소양인

8-5. **손끝 균열통**(龜裂痛), **소변불리**(小便不利), **팔아픔** 남 53세 태음인 165cm 50kg

8-6. **족장균열**(足掌龜裂), **두피소양**(頭皮搔痒), **탈모**(脫毛), **월경통**(月經痛), **잇몸시림** 여 29세 소음인

8-7. **발 뒤꿈치 균열**(龜裂) 여 47세 소음인 165cm 50kg

8-8. **발뒤꿈치 균열** 여 51세 백인 Santa Monica, CA, USA. AIMI BAND 황제한의대 김재훈교수

8-9. **피부건조**(皮膚乾燥), **소양감**(搔痒感) 남 27세 소음인 180cm 70kg

8-10. **10년된 피부건조** 여 67세 혼혈계 흑인 비만형 Santa Monica, CA, USA 황제한의대 김재훈교수

8-10. **피부갈라짐, 손부종, 두통, 어깨긴장, 전중압통, 동계** 여 36세 166cm69kg 경남 양산시 윤혜리선생

8-11. **소아습진**(小兒濕疹), **알레르기성 피부발진**(皮膚發疹), **손톱변형** 여 6세 소양인

8-12. **손바닥 습진**(濕疹) 여 29세

8-13. **냉**(冷), **습진**(濕疹) 여 13세 태음인

8-14. **척스트라우스 신드름**(자가면역성 피부발진) 여 58세 태음인 150cm 57kg
9-1. **만성변비**(慢性便秘) 여 25세 소음인 160cm 50kg
9-2. **변비**(便秘) 여 42세 태음인
9-3. **변비**(便秘), **다몽**(多夢), **비듬, 견비통**(肩臂痛), **여드름** 23세 열성태음인 182cm 85kg
9-4. **변비**(便秘), **수족저림, 항강**(項强), **견통**(肩痛) 여 48세 소양성태음인
9-5. **변비**(便秘), **피부건조**(皮膚乾燥), **주름, 피로**(疲勞), **발톱변형, 풍치**(風齒) 여 59세 태음인
9-6. **혈색불량**(血色不良), **변비**(便秘), **손끝갈라짐** 남 13세 소음인
9-7. **여드름, 변비**(便秘), **속쓰림, 포만**(飽滿) 여 21세 태음인
9-8. **맹장염**(盲腸炎), **우하복통** 남 22세
10-1. **방광염**(배뇨통, 빼근함), **질염**(음부소양감) 여 42세 주부. 부산시 명지동. 통합방제 윤혜리선생
10-2. **야간소변 소변빈삭 근육통 추위 소화약** 여 54세 한국인. 미국 CA 부에나팍 시. 김재훈선생
11-1. **갑상선기능저하증, 피로**(疲勞), **부종**(浮腫) 여 50세 소양성태음인
11-2. **갑상선기능저하증**(甲狀腺機能低下症) 여 69세
11-3. **갑상선기능저하증**(甲狀腺機能低下症), **부종**(浮腫), **소화불량**(消化不良), **신중**(身重) 여 48세
11-4. **갑상선기능저하증**(甲狀腺機能低下症), **피로**(疲勞), **전신부종**(全身浮腫) 여 31세 소음인 156cm
11-5. **목쉼, 갑상선부종**(甲狀腺浮腫), **피로**(疲勞), **흉비**(胸痞), **정충**(怔忡), **숨참** 여 43세 소양인
11-6. **산후우울증, 갱년기장애, 속쓰림, 피로**(疲勞) 여 51세 소음인 164cm 52kg
12-1. **잦은 멍, 피로**(疲勞), **식체빈발**(食滯頻發), **어깨결림** 여 25세 소양성소음인(?) 160cm 50kg
12-2. **자반증**(紫斑症) 여 24세
12-3. **추락골절상**(墜落骨折傷), **주부습진, 발바닥각질, 식욕부진, 피로**(疲勞) 여 28세 소음성소양인
12-4. **전신통**(全身痛), **종아리통, 기미** 여 47세 태음인
12-5. **타박슬통, 슬부종, 흉비, 족장균열** 여 53세 태음인 160cm 67kg 경기도 군포시 송종무선생
12-6. **교통사고후 좌편두통, 좌안통, 현훈, 기핍** 여 40대 소음인. 한국인 미국 켈리포니아주 로스안젤리스 이정근선생
13-1. **현훈**(眩暈), **식욕부진**(食慾不振) 남 21세 소음성태음인
13-2. **숨참, 현훈**(眩暈), **부정맥**(不整脈), **지맥**(遲脈) 여 81세 소양인
13-3. **빈혈**(貧血), **불면**(不眠), **심계항진**(心悸亢進), **소화불량**(消化不良) 여 59세 소음인 160cm 49kg
13-4. **간질**(癎疾), **불면**(不眠), **졸림, 수족번열**(手足煩熱) 남 53세 태음인
13-5. **두중, 두통, 시력감퇴, 수족저림, 기립성 현훈** 여 64세 소음성 태음인 부산시 범일동 윤혜리선생
14-1. **신경성 탈모**(脫毛), **두통**(頭痛) 남 31세 태음성소음인
14-2. **탈모, 피부건조, 입술건조** 여 64세 백인 Santa Monica, CA, USA. 황제한의대 김재훈교수
14-3. **손 냉증**(冷症), **탈모**(脫毛), **피로**(疲勞), **주부습진** 여 29세 소음성소양인
15-1. **족랭감**(足冷感), **면열**(面熱), **불안정, 흉비**(胸痞) 여 50세 소음인 160cm 54kg
15-2. **수족랭통**(手足冷痛), **견통**(肩痛), **요통**(腰痛) 여 29세 의사 167cm 50kg
16-1. **보약**(補藥), **피로**(疲勞), **기핍**(氣乏), **지절통**(肢節痛), **손톱휘어짐, 주부습진** 여 43세 소음인
16-2. **수험생 보약**(補藥) 남 22세 소음인 178cm 67kg
16-3. **기핍**(氣乏), **무기력**(無氣力), **냉감**(冷感), **두통**(頭痛), **이명**(耳鳴), **수족저림** 여 33세 태음성소음인

16-4. **무기력**(無氣力), **불면**(不眠), **식후후중감**(食後後重感), **집중력격감**, **우울증**(憂鬱症) 여 63세
16-5. **하지무력증**, **슬통**(膝痛), **견통**(肩痛), **항강**(項强), **손건조증**, **두중**(頭重), **기립성현훈** 여 34세 태음인
16-6. **전신곤권**(全身困倦), **소화불량**(消化不良) 여 65세 소음인
16-7. **기력없음**, **불면**, **피곤** 여 63세 소음인 159cm 50kg 광주광역시 임대선 선생
17-1. **피로**(疲勞), **현훈**(眩暈) 남 36세 소음성태음인
17-2. **피로**(疲勞), **기상곤권**(起床困倦), **다몽**(多夢), **복부경직**(腹部硬直), **월경통**(月經痛) 여 29세 소음인
17-3. **피로**(疲勞), **월경불순**(月經不順) 여 24세
17-4. **피로**(疲勞), **식곤증**(食困症), **기상곤권**(起床困倦) 남 소양성태음인
17-5. **피로**(疲勞), **신경과민**(神經過敏), **기억력감퇴** 여 65세 소음인 158cm
17-6. **피로**(疲勞), **불안**(不安), **초조**(焦燥), **기억력감퇴**, **식욕부진**, **정충**(怔忡) 여 67세 소음인 160cm
17-7. **수험생 피로**(疲勞), **졸음** 여 27세 소음인 155cm 47kg
17-8. **피로**(疲勞), **다몽**(多夢), **천면**(淺眠) 여 26세 165cm 52kg
17-9. **피로**(疲勞), **곤권**(困倦), **소화불량**(消化不良), **체중증가** 여 30세 소음성태음인
17-10. **쉬지침**, **수장건조**, **손톱균열**, **손 허물** 여 24세 소양인 대학생 부산시 금정구 김민서 선생
18-1. **소화불량**(消化不良), **우울**(憂鬱) 여 26세 소양인 162cm 47kg
18-2. **소화불량**(消化不良), **불면**(不眠), **식욕부진**(食慾不振), **식체빈발**(食滯頻發) 남 26세
18-3. **소화불량**(消化不良), **식체빈발**(食滯頻發), **변비**(便秘) 여 23세 태음인
18-4. **소화불량**(消化不良), **손저림** 여 36세 소음인 170cm
18-5. **위경련**(胃痙攣), **수면부족**(睡眠不足), **스트레스** 남 49세 170cm
19-1. **복명**, **손톱균열**, **불면증** 여25세 대학생 소음인 160cm 44kg 서울시 동대문구 김현준선생
20-1. **식욕부진**, **소아대하**(小兒帶下), **연변**(軟便), **혈색불량**, **야제**(夜啼), **입술이완** 여 7세 소음인
20-2. **식사불납**(食事不納), **불안**(不安), **초조**(焦燥), **손발저림** 남 60세
20-3. **설사**(泄瀉), **변비**(便秘), **속쓰림**, **소화불량**(消化不良) 남 24세
21-1. **월경불순**(月經不順) 여 30세 소음성소양인
21-2. **월경불순**(月經不順), **음문소양**(陰門搔痒), **척추통**(脊椎痛), **피로**(疲勞) 여 30세 태음인
21-3. **생리통**(生理痛), **피로**(疲勞) 여 38세 소양인 160cm 55kg
21-4. **하혈**(붕루), **불임**(不姙) 여 23세
22-1. **감기**, **맑은 콧물**, **재채기** 남 31세 태음성소음인
22-2. **알레르기성 비염**(鼻炎), **수족번열**(手足煩熱), **수족건조**(手足乾燥), **피로**(疲勞) 여 36세 소양인
23-1. **부작용** 여 37세
23-2. **복용후 기면증 발생**, **종일 잠만 자** 여 40대 농업. 충북 제천시 봉양읍. 고령자채록집 박태기선생 채록
24-1. **무효례-불면**(不眠), **신경예민** 남 33세 소음인 172cm 61kg
24-2. **실패례-견통**(肩痛), **소화불량**(消化不良) 남 52세 소음성소양인

귀비탕 합방 활용사례

1-1. **+평위산 - 견통(肩痛), 수족저림, 짜증, 소화불량(消化不良)** 여 52세 소음인 158cm 58kg

2-1. **+총명탕 - 수험생 스트레스, 불면증(不眠症), 졸음, 소화불량(消化不良)** 여 20세

2-2. **+총명탕 - 집중력 저하** 여 24세 태음인

3-1. **+건리탕 - 배통(背痛),** 여 40세 태음인

4-1. **+경옥고 - 요통(디스크), 굴신요통, 견통(肩痛), 족장균열(足掌龜裂), 갑상선기능항진** 여 30대 태음인

5-1. **+축천환 - 대변난(大便難), 가는 변, 소변빈삭(小便頻數)** 여 66세 태음인 160cm 61kg

6-1. **+청심연자음 - 통풍(痛風)** 남 67세 목사 165cm 65kg

7-1. **+소건중탕 - 대변난, 복통, 발톱변형, 지루성피부염, 수족냉, 외한, 손톱깨짐** 여 13세 태음인 이종대

7-2. **+당귀건중탕- 만성견통, 회전곤란, 안통, 안이물감, 구건, 손부종, 변비, 천면** 여 46세 안양시 이종대

7-3. **+당귀건중탕- 장딴지쥐, 기상시 기립성현훈, 족번열, 족장균열, 매핵기** 여73세 천안시 강병수선생

8-1. **+당사오탕 - 수족냉증, 어지럼증, 대변난, 월경중단** 여19세 대학생 천안시 통합방제학회 강병수선생

9-1. **+녹용대보탕 - 몸 차고, 힘없음** 여 55세 소음인 통합방제학회 정채희선생

10-1. **+육군자탕 - 항암중 발생한 오심, 구토, 불면, 건조, 의욕상실, 대변퍼짐** 남49세 인천시 장성환선생

11-1. **+계지가부자탕- 수루부지, 발시림, 복명, 잔뇨감, 불면증** 남 67세 소양인 무직 부산시 주봉현 선생

11-2. **+계지가부자탕 - 팔통증, 손부종, 구내염, 정충, 손발시림, 이명, 발건조** 여 56세 소음인 이종대

12-1. **+계지가출부탕 -손떨림, 손발통증, 치매(癡呆), 건망, 이통 소변빈삭, 수족냉** 여 78세 안양시 이종대

13-1. **+서각소독음 - 수장 한포진, 손가락발진, 열감, 통증, 수장건조** 여 58세 주부 소음인 안양시 이종대

14-1. **+오령산 - 반려견 심부전(心不全), 폐수종, 숨참** 암컷 13세 4.3kg 소형견 고양시 태극 최은영 선생

15-1. **+배농산+형개산 - 소음인의 여드름** 여 23세 소음성 소양인 회사원 168cm 54kg 광명시 이석태선생

16-1. **+부양조위탕 + 당사오생탕 - 10년된 수면중 손저림** 여 42세 태음인162cm 62kg 천안시 강병수선생

17-1. **+청졸산(치부탕) - 척추굴곡, 굴신불능, 회전불능, 요통** 남 29세 폴란드계 미국인 시카고 이동철선생

(이종대 자료집)

6 대영전

처방해설

大營煎(上47) **景岳全書 方藥合編 : 眞陰虧損 及婦人經遲血少 筋骨心腹疼痛** 經遲(婦人月經) 通治(虛勞)

熟地黃 三~五~七錢 當歸 二~三~五錢 枸杞子 杜冲 各二錢 牛膝 一錢半 肉桂 一~二錢 炙甘草 一~二錢

- 정혈(精血)의 결핍으로 인한 경지(經遲), 경소(經少), 불임(不姙)에 사용한다.
- 정혈허로 인한 요통(腰痛), 전신통(全身痛), 지절통(肢節痛) 등에 사용하고 자궁발육부진, 고령불임(不姙), 유방빈약 등에도 쓴다.
- 소화력이 좋은 사람에게 적합하다.
- 소활혈산(작약 단방)을 더하여 골반강에 정혈이 부족하여 발생하는 만성적인 변비에 사용한다.

변비 외 치료효과

- **경지, 경소, 생리중단, 불임, 유방발육 부진, 요통, 엉치통,** 전신통, 지절통, 하지통, 생리통, 대하, 하복통, 수족저림

대영전 활용사례 (2017.7.기준)

1-1. **경지(經遲), 냉두통(冷頭痛)** 여 20세 소양인
1-2. **경지(經遲), 경소(經少), 불임(不姙)** 여 35세 소양인
1-3. **월경감소, 월경피로, 졸림, 설자색(舌紫色), 구건(口乾)** 여 33세 159cm 58kg 부산시 명지동 윤혜리선생
1-4. **월경중단(月經中斷)** 여 17세 태음인
1-5. **월경불순(月經不順), 월경중단(月經中斷)** 여
1-6. **생리중단** 여45세 162cm 52kg 경기도 의왕시. 인도네시아 거주 통합방제한의학회 윤선묵선생
1-7. **다낭성난소증후군에 의한 희발월경, 변비** 여 21세, 170cm, 59kg, 인천시 남구. 통합방제 장성환선생
2-1. **불임(不姙), 경지(經遲)** 여 27세 태음인
2-2. **불임, 3회 자연유산, 시험관아기 7회실패 결혼 9년차** 여 36세 소양인 연구원. 청주시 이언희선생
2-3. **난임, 생리량격감** 여 32세 166cm 52kg 천안시 청당동 통합방제한의학회 강병수선생
3-1. **요통(腰痛), 견비통(肩臂痛), 면홍(面紅), 경소(經少)** 여 31세 태음인
3-2. **요통(腰痛), 슬통(膝痛), 손발저림** 여 25세 태음인 170cm 69kg
3-3. **요통(腰痛), 좌골신경통(坐骨神經痛), 견통(肩痛), 추위** 여 32세 태음인 164cm 56kg
3-4. **만성요통(慢性腰痛), 월경통(月經痛), 대하(帶下), 기면(嗜眠), 피로, 다몽(多夢), 눈물, 추위탐, 쥐남** 여 26세 소양인

3-5. **산후요통**(産後腰痛), **손발저림** 여 37세 태음인

3-6. **산후**(産後) **엉치통, 지절통**(肢節痛), **발부종, 피로**(疲勞), **야뇨**(夜尿) 여 31세 소양인

3-7. **생리통**(生理痛), **형한지랭**(形寒肢冷), **소화불량**(消化不良) 여 34세 소양인 168cm 55kg

3-8. **생리통, 전신관절통** 여 52세 한국인 158cm 45kg 선교사. 캄보디아 프놈펜시 김익훈선생

3-9. **하복통**(下腹痛), **하복랭**(下腹冷) 여 34세 소양성태음인

3-9. **전신통**(全身痛), **두통**(頭痛), **부종**(浮腫), **피로, 식욕부진, 신중**(身重), **곤권**(困倦) 여 41세 소양인

3-10. **전신관절통**(全身關節痛), **하지통**(下肢痛), **탈모**(脫毛), **구내염**(口內炎) 여 39세 열성태음인

3-11. **견비통**(肩臂痛), **피로감**(疲勞感), **경소**(經少) 여 34세 태음인

4-1. **유방**(乳房) **발육부진**(發育不振) 여 25세

4-2. **가슴빈약** 여 30세 소양성소음인 158cm 49kg

5-1. **무기력**(無氣力), **피로**(疲勞), **현훈**(眩暈) 여 33세 태음성소양인

5-2. **하지무력**(下肢無力), **두통**(頭痛), **만성방광염, 생리통**(生理痛) 여 41세 158cm 42kg

5-3. **피로**(疲勞), **하지무력감**(下肢無力感), **마목**(痲木), **저림, 족번열**(足煩熱), **현훈**(眩暈), **부종**(浮腫), **부정맥**(不整脈), **전신 곤권**(全身困倦) 여 32세 태음성소양인

5-4. **산후 피로, 산후 안구피로감**(안구건조) 여 29세 157cm 46kg 충남 아산시 통합방제한의학회 강병수선생

6-1. **손저림, 좌반신**(左半身) **저림, 요통**(腰痛), **항강**(項强) 여 37세 소양인

6-2. **산후**(産後) **손발저림, 피곤**(疲困), **부종**(浮腫) 여 30세 소양인 주부 162cm 50kg

7-1. **혐부증**(嫌夫症), **성교 후 탈기**(脫氣) 여 30대

8-1. **변비**(便秘), **생리불순**(生理不順) 여 15세 중2학년 155cm 55kg

9-1. **냉**(冷), **소음순염증**(小陰脣炎症), **소양증**(搔痒症), **방광염**(膀胱炎) 여 26세 소양인

10-1. **부종**(浮腫), **생리불순**(生理不順), **변비**(便秘), **요통**(腰痛), **피로** 여 25세 소음성소양인 157cm 46kg

11-1. **불면**(不眠) 여 55세 태음성소양인

12-1. **실패례-경소**(經少) 여 31세 유학생(미혼) 170cm 52kg

대영전 합방 활용사례

+ **칠제향부환 - 인공유산후 생리중단, 월경통** 여 35세. 판매직 160cm 53kg 광명시 하안동 이석태선생

+ **건리탕**(1-083) **고령임신** 여 35세 소음인 공무원 169cm 50kg 서울시 서초구 방배동 이종대

(이종대 자료집)

7 제천전

처방해설

濟川煎(上78) 治 病涉虛損 而便秘 老人秘(大便)

當歸 三~五錢 肉蓯蓉 二~三錢 牛膝 二錢 澤瀉 一錢半 升麻 枳殼 各五七分

- 병후쇠약(衰弱)이나 노쇠(老衰)로 인해 장(腸)의 기능이 저하되고 장액(腸液)이 부족해져 변비(便秘)가 발생했을 때 사용한다.
- 변비로 인해 나타나는 소화불량에도 사용한다.
- 식욕은 있으나 소화가 안되거나 토끼똥 같은 수분이 없는 변비에 사용한다.
- 손구락으로 파내야 하는 변비에 사용한다.

제천전 변비 적용사례

1-1. **토분상 변비**(兎糞狀 便秘) 여 45세

1-2. **만성소화불량, 만성변비**(慢性便秘) 여 64세 153cm 50kg

(이종대 자료집)

8 궁귀탕

처방해설

芎歸湯(上112) **治 産前後諸疾 及血暈不省 橫 逆 死胎不下 血崩不止 臨月服之 縮胎易産 産後服之 惡血自下**

妊娠通治(婦人姙娠) 保産(婦人姙娠) 子淋(婦人姙娠) 血崩(婦人産後) 頭痛(婦人産後) 血暈(頭)

血暈(婦人産後) 失血眩暈(血) 陰脫(婦人産後) 便秘(婦人産後) 喘嗽(婦人産後) 胞衣不下(婦人姙娠)

川芎 當歸 各五錢

- 혈허(血虛)나 혈행장애(血行障碍)로 인해 발생하는 출산전(産前), 산후(産後)의 제증상(諸症狀)에 사용한다.
- 경험자들의 말을 빌리면 약을 먹고 나서 얼마 안 있어서 누가 뒤에서 미는 것처럼 아기가 쑥 나왔다고 표현을 한다.
- 임신빈혈이나 빈혈로 인한 현훈, 임신변비에도 사용한다.
- 출산후 산후빈혈이나 산후변비, 젖몸살에도 사용한다.
- 출산으로 인한 혈허(血虛)와 혈행장애(血行障碍)로 인해 발생된 현훈(眩暈)에 사용한다.
- 또한 출산후 오로(惡露)나 출혈(出血)에도 사용한다.
- 산후에 출혈(出血)이 지나치게 많아서 혼미(昏迷)하여 의식급히 궁귀탕(芎歸湯)인 천궁(川芎), 당귀(當歸) 각 5전을 연달아 달여서 자주 먹이면 즉시 소생한다.《동의보감》

변비 외 치료효과

- **산전후제질, 혈훈불성, 횡역산, 최산,** 진통, 임신빈혈, 임신변비, 산후복통, 산후 젖몸살, 자간, 산후빈혈, 마취성 호흡곤란, 산후혼미

궁귀탕 적용사례 (2017.7.기준)

1-1. **산후(産後) 젖멍울** 여 25세 소양인

1-2. **순산후 복용** 조선조 현종 왕후 조선왕조실록.

1-3. **출산후 통용약** 여종. 출산후 양아록 (이문건저)

2-1. **훗배앓이, 소유(消乳), 개복수술 후유증** 여 34세 소양인

3-1. **산후복통(産後腹痛)** 여 30대

4-1. **자간(子癎)** 여 30세

5-1. **임신변비(姙娠便秘)** 여 44세 소양인 158cm 51kg

6-1. **젖몸살, 자소음-임신감기(姙娠感氣), 보허탕-산후습체(産後濕滯)** 여 27세 태음인

7-1. **출산 후 오로량(惡露量)과 궁귀탕과의 관계** 여 37세 소양인 157cm

8-1. **출산전후(出産前後) 순산(順産)과 오로(惡露)제거** 여 32세 167cm

(이종대 자료집)

9 계지가작약탕

처방해설

桂枝加芍藥湯 (傷寒論) **桂枝湯證, 而拘攣劇者, 腹滿, 腹時痛者, 桂枝加芍藥湯主之.**

桂枝 大棗 生薑 各一錢 芍藥 一錢半 甘草 五分

- 허약한 사람의 장무력성 변비에 사용한다.
- 식욕부진 복통(腹痛) 충수염 등에도 사용한다.
- 약성을 활용하여 허약성 긴장으로 발생한 견비통(肩臂痛)이나 근육통, 쥐 나는 것에 사용하며 복직근 등이 긴장되었을 때 적중률이 높다.
- 교이가 빠진 소건중탕과 같으며 평소 설사 경향의 사람에게는 부적합하다.
- 의외로 묽은 변이 있는 경우에 사용하기도 한다.

변비 외 치료효과

- **식욕부진, 복통, 충수염, 성장통, 견비통, 근육통,** 좌섬, 쥐, 피로, 곤권, 요통, 슬통, 족번열

계지가작약탕 활용사례 (2017.7.기준)

1-1. **복통, 심한변비** 남 60여세 강원도 원성군 신림면 심선택선생
1-2. **극심복통 대변난 항문이완 항문통** 여 85세 제주도 제주시 삼도1동 김희경선생
1-3. **복통빈발, 연세변, 후중감, 복만, 가스** 남 16세 고1 172cm 57kg 노의준선생
1-4. **복통, 생리불순, 생리통** 여 15세 157cm 47kg 노의준선생
1-5. **복통빈발, 복만, 연변, 후중감, 피로** 남17세 고3 168cm 63kg 서울시 방배동 노의준선생
1-6. **신경성 복통, 복만, 설사, 잔변감, 식욕부진** 남 19세 고3 170cm 59kg 노의준선생
1-7. **복통, 과식이후** 남9세 노의준선생
2-1. **교통사고 후유증, 견갑통, 주두통** 여48세, 소음인, 간호조무사, 충남 공주시 장성환선생
3-1. **충수염 복통 설사 복명** 여 18 여고 3년생 제주시 일도1동 김희경선생
4-1. **두드러기, 가려움** 여 13세 초6 학생 소음인. 수원시 강신열선생

계지가작약탕 합방 활용사례

1-1. **+증익귀룡환 - 초저녁 피로, 기핍, 항강, 견중, 요통, 지뇨, 잔뇨감, 변비**
남 53세 포크레인 기사 천안시 강병수선생

(이종대 자료집)

10 대승기탕

처방해설

大承氣湯(下8) **治 傷寒裏證 大熱 大實 大滿 宜緩下者. 傷寒論: 大便必硬 硬則譫語 大承氣湯主之.**

대승기탕(大承氣湯) : 發狂(寒) 便燥血壅(頭) 熱痛(胸) 裏症(寒) 通治(大便) 偏頭痛(頭)

大黃 四錢 厚朴 枳實 各一錢半

- 고열의 질환을 앓고난 뒤 나타나는 변비에 사용한다.
- 체열이 많은 실증의 변비(便秘)에 사용한다.
- 변비로 인한 고창증(臌脹證), 하복팽만(下腹膨滿), 두중(頭重), 정신질환(精神疾患) 등에도 사용한다.
- 변비로 인한 복통(腹痛)이나 방귀냄새가 고약한 경우에도 사용한다.

변비 외 치료효과

- **고창, 두통, 두중, 심번, 고열,** 경련, 양광

대승기탕 활용사례

1-1. **변비**(便秘), **고열**(高熱), **경련**(痙攣) 남
1-2. **변비**(便秘) 남 26세 태음성소양인 177cm 74kg
2-1. **정신이상**(情神異常) 남
2-2. **졸도**(卒倒), **뇌종양**(腦腫瘍), **대변불통, 설흑초, 맥실**(脈實) 남 50대
3-1. **복부팽만**(腹部膨滿), **식사 후 잦은 연변**(軟便) 남 36세 태음인 176cm 88kg
4-1. **소아 구취**(口臭) 여 4세(45개월) 100cm 17kg
5-1. **의식불명**(意識不明), **음식불납, 방귀, 대변불통, 설흑건조**(舌黑乾燥), **맥실유력**(脈實有力) 여 83세

(이종대 자료집)

11 방풍통성산

처방해설

防風通聖散(下4) **治 諸風熱 或瘡疹黑陷 或風熱瘡疥 頭生白屑 面鼻紫赤 肺風瘡 大風癩疾 或熱結 二便不通並解酒毒 大頭瘟(寒)** 大風瘡(諸瘡) 頭瘡(諸瘡) 鼻淵鼻衄(鼻) 鼻痔鼻瘡(鼻) 濕熱(濕) 濕熱痛(頭) 實乳蛾(咽喉) 楊梅瘡(諸瘡) 熱症(風) 熱閉(大便) 熱暈(頭) 癮疹(皮) 二便閉(大便) 癲狂(神) 諸瘡(小兒) 喘嗽(小兒麻疹)

滑石 一錢七分 甘草 一錢二分 石膏 黃芩 桔梗 各七分 防風 川芎 當歸 赤芍藥 大黃 麻黃 薄荷 連翹 芒硝 各四分半 荊芥 白朮 梔子 各三分半

- 열성상태(熱性狀態)를 겸한 변비에 사용한다.
- 변비나 내용물의 적체나 열발산 등으로 발생하는 발진 발적, 가려움, 피부궤양이나 아토피 등에도 사용한다.
- 동시에 체열과다자나 변비를 겸한 자의 비만이나 고지혈, 고혈압 등에도 사용한다.
- 중풍 증상이 발생했을 때도 사용하며 청열(清熱), 발표(發表), 사하작용(瀉下作用)을 통해 열을 급히 배출시켜 준다

변비 외 치료효과

- **고열, 피부병, 여드름, 비만증, 소아편도염,** 주사비, 비색, 코골이, 구미, 통풍, 뇌출혈, 고혈압증, 동맥경화증, 아토피

방풍통성산 활용사례 (2017.7.기준)

1-1. **소아피부소양(小兒皮膚搔痒), 태열(胎熱)** 남 3세 소양인
1-2. **만성피부병(慢性皮膚病), 창(瘡), 진물, 흑암(黑暗)** 남 25세 소음성태음인
1-3. **소양증, 접촉성 피부염** 여 38세
1-4. **소아건선** 남 9세
1-5. **태열(胎熱)** 남 11세 태음인
1-6. **주사비(酒渣鼻), 면열(面熱)** 남 62세 소양인 175cm
1-7. **여드름** 여 22세 소양인 165cm
1-8. **여드름, 면열(面熱)** 남 25세 태음인
2-1. **소아편도염(小兒扁桃炎), 인통(咽痛), 변성(變聲)** 남 2세 내열형태음인
2-2. **유아편도염(乳兒扁桃炎), 고열(高熱), 변성(變聲), 구토(嘔吐), 대소변불통** 여 10개월 소양성태음인
2-3. **편도염(扁桃炎), 고열(高熱)** 남 35세 태음인
2-4. **유아급성후두염(乳兒急性喉頭炎), 발열(發熱), 인통(咽痛), 변성(變聲)** 여 11개월 소양인

2-5. **구미**(口糜), **인통**(咽痛) 여 36세 소음성태음인

3-1. **유아감기**(乳兒感氣), **기침, 고열**(高熱) 여 14개월 태음인

3-2. **소아감기**(小兒感氣), **인통**(咽痛), **발열**(發熱) 남 3세 소양인

3-3. **감기, 몸살, 발열**(發熱), **두통**(頭痛) 남 27세 소음인 170cm 56kg

3-4. **코막힘** 남 35세 태음인 183cm 110kg

3-5. **비색**(鼻塞), **코골음** 여 7세 태양성태음인

3-6. **만성비염, 체중감량, 식욕억제** 여 30세 열성태음인 155cm 71kg 충남 아산시 강병수선생

3-7. **비색, 콧물** 남 28세 열성태음인 대학생 김현준선생

3-8. **감기 후 기침, 가래, 매핵기**(梅核氣) 여 42세 태음인 160cm 70kg

4-1. **고혈압**(高血壓), **항강**(項强), **현훈**(眩暈) 남 48세 태음인 175cm 75kg

4-2. **고혈압, 빈맥, 복부비만** 남 70 초반 이근춘선생-이가동의임상

4-3. **중풍환자의 좌반신 열감**(熱感) 여 71세 열성태음인

5-1. **비만**(肥滿), **고혈압**(高血壓), **변비**(便秘) 여 46세

5-2. **비만**(肥滿), **변비**(便秘), **생리통**(生理痛-부작용 설사발생) 여 27세 160cm

5-3. **비만**(肥滿), **변비**(便秘), **복부팽만감**(腹部膨滿感), **소화불량**(消化不良) 남 30세 소양성태음인 180cm 84kg

5-4. **비만, 과체중, 비만, 종아리 통증, 코골이** 남 41세 소양인 회사원 181cm 90kg 세종특별시 박희연선생

5-5. **비만, 주독, 정력감퇴, 주사비** 남 45세 제주도 제주시 김희경선생-고령자채록집

6-1. **변비**(便秘), **소변불통**(小便不通) 남 50세 열성소음인 172cm 80kg

6-2. **변비**(便秘), **식욕왕성**(食慾旺盛), **소화불량**(消化不良) 남 27세 184cm

6-3. **열성변비** 남 53세 열성태음인 174cm 98kg

6-4. **식욕왕성**(食慾旺盛), **변비**(便秘-잔변감), **신중**(身重) 여 54세 태음성소양인 158cm 62kg

6-5. **복부팽만**(腹部膨滿) 남 31세 태음인 174cm 79kg

6-6. **식중독후유증**(食中毒後遺症), **하복팽만**(下腹膨滿), **변비**(便秘) 여 41세

7-1. **통풍**(痛風), **소변난**(小便難) 남 45세 태음인 160cm 61kg

8-1. **좌슬통**(左膝痛) **소변백탁, 현훈, 생리통.이명 구갈** 여 39세 열성태음인 148cm 72kg 장자한선생

9-1. **신중, 소변난, 갈증, 기상곤권, 코골음** 남 36세 비만 얼굴붉음. 178cm85kg 부산시 온천동 이동환선생

10-1. **여드름, 면열, 면적** 남 25살 태음인형 대학생 대전직할시 이선엽선생

10-2. **소아건선 5년, 가려움** 남 9세 심원보선생-형상의학회지

11-1. **부작용-눈이 안보인다** 여 24세 소음인 163cm

⊕ 방풍통성산 합방 활용사례

1-1. **+오령산 - 비만**(肥滿), **고혈압**(高血壓), **하지부종**(下肢不腫), **신중**(身重) 여 61세 155cm 98kg

2-1. **+사물탕 - 비만**(肥滿) 여 39세 열성태음인 158cm

3-1. **+소풍산 - 비듬** 여 27세

4-1. **+연교패독산 - 가려움증, 발진, 발적, 두드러기, 화끈, 피부열감** 남 82세 전주시 삼천동 황남주선생

5-1. **+백호탕 - 피로심 기핍 두불청 다한 신중** 남 60세 일본인 열성태음인 부산 김대원선생

(이종대 자료집)

12 당귀사역탕

처방해설

當歸四逆湯(中152) **治 寒疝 臍下冷痛 寒痛(腹) 寒疝(前陰)**

當歸 一錢二分 附子炮 官桂 茴香 各一錢 白芍藥 柴胡 各九分 川楝子 玄胡索 白茯苓 各七分 澤瀉 五分

- 하복(下腹)이 냉(冷)한 사람의 복통(腹痛), 불임(不姙), 질염(膣炎), 냉대하에 사용한다.
- 동시에 밑이 빠지는 듯한 음탈감이나 골반염에도 사용한다.
- 약성을 활용하여 몸이나 배가 찬사람의 수족냉(手足冷)이나 변비(便秘)에도 사용한다.
- 몸이나 배가 찬사람의 전립선비대증(前立腺肥大症), 신장결석(腎臟結石) 등에도 사용한다.

변비 외 치료효과

- **하복통, 하복냉, 불임**, 음탈감, 수족냉, 요통, 골반염, 대하, 수족냉, 장산통, 자궁탈출, 편두통, 속쓰림, 천면

당귀사역탕 활용사례 (2017.10.기준)

1-1. **하복통**(下腹痛), **음탈감**(陰脫感) 여 37세 태음인
1-2. **하복통**(下腹痛), **불임**(不姙) 여 29세 소양성태음인
1-3. **복통**(腹痛), **수족랭**(手足冷), **편두통**(偏頭痛), **속쓰림** 여 37세 소양성소음인
1-4. **하복랭**(下腹冷), **보행곤란**(步行困難) 여
1-5. **하복랭**(下腹冷), **변비**(便秘), **부작용 다한 발생** 여 30대 태음인
1-6. **신랭**(身冷), **심한 월경통** 여 29세 소음인 160cm 49kg
1-7. **수족**(手足) **시림, 수족**(手足) **저림, 근무력감**(筋無力感) 여 54세 소양인 165cm 66kg
2-1. **요통**(腰痛), **변비**(便秘), **복통**(腹痛), **대하**(帶下) 여 23세 소음성태음인
3-1. **변비**(便秘), **천면**(淺眠) 여 27세 태음인
3-2. **변비**(便秘) 여 28세 소양인
4-1. **질염**(膣炎), **가래톳, 면종**(面腫), **하복랭**(下腹冷), **관절염**(關節炎), **소화불량**(消化不良) 여 26세 소양인
5-1. **급성신부전증**(急性腎不全症), **소변불리**(小便不利), **하복랭**(下腹冷), **수족랭**(手足冷) 남 60세
6-1. **신장결석**(腎臟結石) 남 41세
7-1. **전립선비대증**(前立線肥大症) 남 80세
8-1. **실패례-수족랭**(手足冷), **변비**(便秘) 여 38세 태음인 160cm
9-1. **+ 이중탕-수족냉증,소화기 장애** 남 26세 태음인 대학생 176cm 71kg

(이종대 자료집)

13 사물탕

처방해설

四物湯(上68) **通治血病 通治(血) 通治(眼) 肝虛(虛勞) 陰虛(虛勞) 不調(婦人月經) 瘦怯者(婦人姙娠) 陰戶腫(前陰) 子癎(婦人姙娠) 子瘖(婦人姙娠) 兒枕痛(婦人産後) 血崩(婦人産後) 陰脫(婦人産後) 風痓(婦人産後) 頭痛(婦人産後) 泄痢(婦人産後)**

熟地黃 白芍藥 川芎 當歸 各一錢二分半

- 주부습진, 피부소양, 아토피성피부염, 요통, 불면증, 사지번열, 쥐, 태동불안, 유즙결핍증, 코피, 조열(潮熱), 산후오로불하, 혈허(血虛)와 혈행장애(血行障碍)로 인한 각종 부인질환에 사용한다.
- 혈허로 인한 월경불순(月經不順), 현훈, 안과질환, 불임에 사용하며, 빈혈로 인한 허약에도 사용한다.
- 비교적 소화력이 좋은 사람의 수족저림이나 피부건조에도 사용한다.
- 건실한 사람의 산후 출혈에도 사용한다.

소화력이 좋은 사람의 변비에도 사용한다.

변비 외 치료효과

- **빈혈, 현훈, 혈색불량, 피로, 팔저림,** 월경불순, 월경통, 월경과다, 난소염, 난관폐쇄증, 자궁내막염, 건성피부염, 안통

사물탕 활용사례 (2017.10.기준)

1-1. **현훈**(眩暈), **하복땅김, 신랭**(身冷) 여 23세

1-2. **빈혈성 현훈**(貧血性眩暈), **혈색불량**(血色不良), **안구충혈**(眼球充血) 여 49세 태음인 166cm 62kg

1-3. **혈허형 어지러움, 구토** 여 30대 중반 주부 백인 미국 CA 산타모니카 시티 김재훈교수

1-4. **하품과다, 변비**(便秘), **빈혈성현훈**(貧血性眩暈), **발가락 감각 이상** 여 51세 160cm 60kg

1-5. **신중**(身重), **현훈**(眩暈), **피로**(疲勞) 여 26세 소음성태음인

2-1. **수족저림** 여 48세 소음인

2-2. **팔저림** 여 35세 소양인

2-3. **손발시림, 월경통**(月經痛) 여 27세 태음성소양인

2-4. **수족랭**(手足冷), **손저림, 항강**(項强), **혈색불량**(血色不良), **피로**(疲勞) 여 55세 148cm 50kg

2-5. **혈액순환**(血液循環), **고혈압장애** 여 50세 160cm 65kg

2-6. **무기력**(無氣力), **음주후 설사, 눈 침침** 여 25세 164cm

2-7. **만성피로, 안구충혈 남 55세, 열태음인, 전북 익산시 장성환선생**

3-1. **피부소양**(皮膚搔痒), **발진**(發疹) 남 32세 소음인 170cm 66kg

3-2. **주부습진, 피부소양**(皮膚搔痒) 여 30세 소양인

3-3. **아토피 피부염**(皮膚炎), **소양증**(搔痒症) 남 8세

4-1. **소아코피** 남 9세

4-2. **코피** 남 19세

4-3. **두통**(頭痛), **정신혼미**(情神昏迷), **안면홍조**(顔面紅藻) 여 28세

4-4. **조열**(潮熱), **기운없음** 남 24세 소양인

4-5. **열성태음인의 피로**(疲勞), **안구충혈**(眼球充血) 남 55세 열태음인

5-1. **월경통**(月經痛), **월경과다**(月經過多) 여 42세 소양인

5-2. **월경통**(月經痛) 여 20세

5-3. **월경불순**(月經不順), **월경통**(月經痛) 여 33세 소음인

5-4. **난소염**(卵巢炎), **두통**(頭痛), **전신권태**(全身倦怠), **사지무력**(四肢無力) 여 36세

5-5. **난관폐쇄증**(卵管閉鎖症) 여 34세

5-6. **난소기능부전**(卵巢機能不全) 여 33세 152cm 42kg

5-7. **자궁내막염**(子宮內膜炎) 여 35세 162cm 45kg

5-8. **경부자통**(頸部刺痛) 여 63세

5-9. **하복통**(下腹痛), **소변불리**(小便不利) 여 20여세

5-10. **음문건삽, 음문소양, 보행불편** 여 50대초 변호사 중동계 미국인. 미국 CA가든그로브 시 김재훈교수

6-1. **요통**(腰痛) 여 50세 소양인

6-2. **관절 부위 및 대퇴부통증**(大腿部痛症) 여 75세 태음인

7-1. **소아변비**(小兒便秘) 남 5세 열성태음인

8-1. **불면증**(不眠症) 여 47세
9-1. **간염, 건구역**(乾嘔逆) 남 39세 소양인
10-1. **안구건조증, 안구시림, 안구충혈, 눈떨림** 남 50세 서울시 영등포구 안준석 선생
10-2. **망막출혈후 뿌연 시야장애** 남 46세 회사원 부산시 온천동 김동관선생
11-1. **체중증가** 남 24세 열성태음인
12-1. **실패례** 남 30세 소양인 170cm
12-2. **실패례** 여 26세 소음인

사물탕 합방 활용사례

1-1. **+향사육군자탕 과립제 - 수족랭**(手足冷)**, 변비**(便秘)**, 복랭**(腹冷) 여 51세 160cm 56kg
1-2. **+향사육군자탕- 전신허약.피로.견통.변비** 여 51세 소양인 학원선생 고양시 이진상선생
2-1. **+방풍통성산 - 비만**(肥滿) **39세 열성태음인 158cm**
3-1. **+시호소간산 - 생리불순**(生理不順) 여 32세 태음인 158cm 56kg
4-1. **+향소산 - 극심한 생리통**(生理痛) 여 24세 162cm 48kg
5-1. **+황련해독탕 - 감창**(疳瘡)
5-2. **+황련해독탕+육미지황탕 과립제 - 육혈**(衄血)**, 수족번열**(手足煩熱) 남 24세 소양인
5-3 **+금련사물탕 - 항문통** 여 35세
6-1. **+오수유탕 - 두통**(頭痛)**, 현훈**(眩暈)**, 다몽**(多夢) 여 33세 소음인 160cm 54kg
7-1. **+소요산 - 안면홍조**(顔面紅潮)**, 번조감, 생리불순**(生理不順) 여 43세
8-1. **+사역산 - 빈혈**(貧血)**, 두통**(頭痛)**, 순백**(脣白)**, 월경불량**(月經不良) 여 30세 162cm 58kg
9-1. **+의이인 마황 - 식욕조절, 졸음** 여 54세 태음인 155cm 57kg
9-2. **+의이인 마황**(각5g) **- 식욕감소** 여 19세 157kg 59kg
9-3. **+의이인 마황 - 졸음** 여 24세 164kg 48g
9-4. **+의이인 마황 - 졸음, 식욕조절, 뾰루지, 신중**(身重)**, 각성**(覺醒) 여 20세 태음인 157cm 59.5kg
9-5. **+의이인 단방 - 순종, 순창** 여 20세 대학생 160cm, 60kg, 안양시 호계동 이진상선생
10-1. **+하고초**(단방) **눈꼽, 시야장애, 속쓰림** 여 60세 소양인 주부 161cm 50kg O형 서울시 명륜동
11-1. **+귀비탕 - 손끝저림, 쉬피로, 견관절 마찰음, 팔꿈치통, 손마디통** 여 63세 태음인 주부 안양시 이종대
12-1. **+가미온담탕 - 소아의 집중력 저하, 주의 산만, 불안, 초조, 성장장애** 남 6살 미국인 최의선선생
13-1. **+신선부익단 - 만성 피로, 측두엽 두통** 여 18세 소음인 이승희선생

14 대건중탕

처방해설

大建中湯 《金櫃.胸滿寒疝病門》 心滿中大寒痛, 嘔不能飮食, 腹中寒, 上衝皮起出見有頭足,
蜀椒 五分 乾薑 一錢二分半 人蔘 八分 膠飴 五錢

- 허약한 사람의 배가 찬 복통(腹痛)에 사용한다.
- 복벽(腹壁)은 얇고 연약무력 하여 장관에 깨스가 고이거나 연동미약으로 인한 무력성 변비에 사용한다.
- 배가 차고 가스가 고여서 팽만(膨滿)하고 아프며, 만성적인 소화불량을 겸할때 사용한다.
- 소건중탕증 보다 더 허냉, 허약한 사람에게 사용한다.
- 소화관이나 대장암이나 용종 수술 후 무력성 변비에도 사용한다.

변비 외 치료효과

- **복통, 식욕부진, 복명, 소화불량, 구토, 고창, 복부팽만, 장무력**

대건중탕 활용사례 (2017.10.기준)

1-1. **심한 변비, 토분상, 분돈, 수족복냉, 장명** 여 55세 서호정선생-고방강해
1-2. **위암절제술후 후유증, 복통, 식욕부진, 무기력, 변비** 여 56세 태음인 인천시 장성환선생-통합방제학회
1-3. **위암 변비, 오심 구토심, 식사못함, 거동못함, 피골상접** 서호정선생-고방강해
1-4. **소화불량, 식체빈발, 두통, 변비, 복부연약무력** 여 29세 154cm 49kg 노의준선생-고방유취
1-5. **소화불량, 식욕부진, 변비** 남 55세 노의준선생-고방유취
1-6. **소화불량, 식체빈발, 속쓰림, 변비, 두통, 부종, 복근무력** 여 48세 노의준선생-고방유취
1-7. **맹장수술후 대변난, 연動不安, 腹虛滿** 여 32세 조구희약사-고방강해
2-1. **식욕부진, 복통빈발, 현훈, 두통** 여 8세 노의준선생-고방유취
2-2. **복통, 복피박, 복근무력, 소화불량, 식욕부진** 남 35세 노의준선생-고방유취
2-3. **구토, 만성 眩暈, 복부 연약부력, 진수음** 여 46세 서호정선생-고방강해
2-4. **토사, 복통, 설사, 팽만** 조구희약사-고방강해
2-5. **위아토니 위하수, 식욕전무, 위액역류, 복명, 족냉, 피로심, 복부 연동항진** 여 22세 고방강해
3-1. **+육미회양음 위암 절제후 만성변비, 피로, 두중** 여 58세 소음인 전업주부 의정부시 이종대 자료집
3-2. **+대화중음-장무력성 고창(鼓脹), 복통, 식욕부진, 변비, 피로** 여 58세 소음인 시에틀 이종대 자료집
3-3. **+당귀사역탕- 대장암 수술 경력자, 장무력성 변비, 식욕부진** 남 64세 천안시 강병수선생
3-4. **+윤혈음+ 지실작약산 - 장폐색, 대변불통, 복통, 5년간 관장** 남 64세 김포시 백운기 선생-이종대 자료집
3-5. **+마자인환- 탈홍** 여 61세 158cm 48kg 노의준선생-고방유취

(이종대 자료집)

15 단치소요산

처방해설

丹梔逍遙散(中166) 治 月經不調 及血虛 五心煩熱 寒熱如瘧 潮熱(火) 怔忡(神) 血虛發熱(婦人産後)
白朮 白芍藥 白茯苓 柴胡 當歸 麥門冬 各一錢 甘草 薄荷 各五分 薑三片

- 약간 실증의 월경불순에 사용한다.
- 감정이나 생리현상을 억제하거나 신경을 많이 쓰서 나타난 오심번열에 사용하고, 이와 연관된 상기나 정충, 갱년기장애 등에 많이 사용한다.
- 비교적 양인에게서 많이 나타나며 산후(産後)에 혈허증상(血虛症狀)이 나타나면서 발열(發熱)이 수반되었을 때도 사용한다.
- 변비를 겸한 경우에도 사용한다.

변비 외 치료효과

- **심계항진, 상열 , 정충, 흉비, 흉민, 불면, 불안, 월경불순,** 안면홍조, 갱년기장애, 우울, 손저림, 짜증남, 하혈, 숨참

단치소요산 활용사례 (2017.10.기준)

1-1. **상열**(上熱), **슬통**(膝痛) 여 61세 태음성소양인 165cm 57kg
1-2. **상열**(上熱), **불안**(不安), **변비**(便秘), **외한**(畏寒), **천면**(淺眠), **신중**(身重) 여 52세
1-3. **상열**(上熱), **빈혈**(貧血), **항강**(項强), **견통**(肩痛), **불안감**(不安感), **소화불량**(消化不良) 여 32세 소음인
1-4. **상열**(上熱), **수면장애**(睡眠障礙), **땀, 피로**(疲勞) 여 52세 태음인 165cm 60kg
1-5. **상열감, 족번열** 여 54세 전직 핸드볼선수 천안시 강병수선생
1-6. **상열감**(임플란트시술, 추돌사고후),**불안, 정충, 부종** 여 42세 태음인 경기도 남양주시 이윤호선생
1-7. **상열감, 번각, 한출** 여 51세 158cm 64kg 전북 전주시 박주은선생
1-8. **상기**(上氣), **정충**(怔忡), **부종**(浮腫), **흉비**(胸痞), **숨참, 인후통**(咽喉痛) 여 55세 태음인
1-9. **상기**(上氣) 여 53세 소양인
1-10. **한열왕래**(寒熱往來), **상열감**(上熱感), **심통**(心痛) 여 49세 열성태음인
1-11. **안면홍조**(顔面紅潮), **면열**(面熱), **발한**(發汗), **흉비**(胸痞), **두통**(頭痛), **한숨, 손저림** 여 45세 소양성소음인
1-12. **안면홍조**(顔面紅潮), **상열감**(上熱感), **발한**(發汗), **번민**(煩悶) 여 만58세 소양인 152cm 59kg
1-13. **심번**(心煩), **상부열감, 두통**(頭痛) 여 36세 158cm 53kg

2-1. **정충(怔忡), 불안(不安), 불면(不眠)** 여 66세 소양인

2-2. **정충(怔忡), 한열왕래(寒熱往來), 편두통(偏頭痛)** 여 48세 소양성태음인 158cm 50kg

3-1. **갱년기 월경불순(月經不順), 하혈(下血), 변비(便秘), 수족랭(手足冷), 식욕부진(食慾不振), 정충(怔忡), 불안(不安), 초조(焦燥)** 여 50세 소양성소음인

3-2. **갱년기 상열감(上熱感)** 여 53세 소음인

3-3. **갱년기 장애** 여 51세 소양인

3-4. **갱년기 상열감(上熱感), 다한(多汗), 수면장애(睡眠障礙)** 여 50세 160cm 58kg

3-5. **갱년기 상열감(上熱感), 한출(汗出)** 여 51세 158cm 64kg

3-6. **갱년기 증상, 변비(便秘)** 여 57세 160cm 60kg

3-7. **갱년기 장애, 안면홍조(顔面紅潮), 상열감(上熱感)** 여 53세 소양인 161cm 59kg

3-8. **갱년기, 소화불량(消化不良)** 여 50세 소음인

3-9. **갱년기 장애, 고혈압(高血壓), 신경과다, 번열(煩熱)** 여 50세 소양인 155cm 50kg

3-10. **갱년기 증상, 신체통(身體痛), 숨참** 여 52세 소양인 157cm 63kg

3-11. **갱년기장애, 편두통, 견갑통, 안구통, 입술건조** 여 52세 167cm 55kg 부산시 좌동 김현준선생

4-1. **신경과다(神經過多), 항강(項强), 슬통(膝痛), 현훈(眩暈), 고혈압(高血壓)** 여 64세 소양인

4-2. **화병(火病)** 여 63세 소양인

4-3. **시험으로 인한 스트레스(기울증상동반)** 여 23세 소양성태음인 160cm 52.5kg

4-4. **다노(多怒)** 여 30대 소양인

4-5. **신경질, 상열, 수족냉, 우울증상, 피로** 여 35세 태음인 164cm 57kg 강경필선생

5-1. **불면(不眠), 번열(煩熱), 흉협통(胸脇痛)** 여 24세 160cm 50kg

6-1. **현훈(眩暈), 상기(上氣), 편두통(偏頭痛), 오심(惡心), 부종(浮腫)** 여 42세

7-1. **맹장수술부위통증(盲腸手術部位痛症), 상기(上氣), 부종(浮腫), 흉비(胸痞), 소화불량(消化不良)** 여 29세 소양인

7-2. **냉두통(冷頭痛), 흉통(胸痛), 불안(不安)** 여 33세 소양인

7-3. **두통(頭痛), 신경질, 불안(不安), 상기(上氣), 우울(憂鬱), 호흡곤란(呼吸困難), 동계(動悸), 피로(疲勞), 복부팽만(腹部膨滿)** 남 45세 180cm 80kg

8-1. **오심(惡心), 번열(煩熱), 경소(經少)** 여 33세 150cm

8-2. **오심번열(惡心煩熱), 신경과다** 여 18세 소양인 163cm 53kg

9-1. **명치통, 변비(便秘), 수족랭(手足冷), 피부거칢** 여 24세 소음인 158cm 50kg

9-2. **생리통(生理痛), 불면(不眠), 두통(頭痛)** 여 18세 소양인 163cm 53kg

10-1. **하혈(下血), 심계(心悸), 정충(怔忡), 수족궐랭(手足厥冷), 현훈(眩暈)** 여 23세 소양인 155cm

11-1. **슬통(膝痛)** 여 53세 태음인

12-1. **갑상선기능 항진증, 우반신 열감, 수장한, 피로, 설사** 여 53세 태음인 경기도 고양시 이윤호선생

13-1. **실패레** 여 30세 소양인

13-2. **실패레** 여 42세 태음인 159cm 65k

14-1. **+황련해독탕 상열 화병 공황장애** 여 48세 소양인 경기도 수원시 매탄동 안경모선생

(이종대 자료집)

16 지실작약산

처방해설

枳實芍藥散 (金櫃) **治 腹滿拘攣 或痛者 腹痛 煩滿者**

枳實 白芍藥 등분. 一錢半 1회 半錢 1일 3회 복용

- 산후(産後) 복통에 사용한다.
- 출산후 후진통이나 하복통에도 사용한다.
- 생리통이나 요통 하복통 협통에도 사용한다.
- 아울러 가벼운 염증을 치료한다.
- 변비를 겸하거나 음식이 소화관에 적체 되어 있으면서 나타나는 복통의 경우 특히 효력이 좋다.
- 소장과 대장의 운동성을 증가시키면서 배에 차있는 대변의 배출을 원활하게 하고 가스가 차서 팽만(膨滿)한 것을 치료한다.
- 대변이나 가스 차는 것으로 인한 번만(煩懣)이나 소화불량도 치료하며 장운동 부족으로 인한 변비도 치료한다.

변비 외 치료효과

- **산후복통**, **복만**, 대변난, 하복통, 월경통, 두드러기, 지방간

지실작약산 활용사례 (2017.10.14.기준)

1. **생리통(生理痛), 하복통, 요통** 여 24세 여대생 164cm 60kg 노의준선생 - 고방유취
2. **생리통(生理痛)** 여 21세 여학생 중키 마른편, 안양시 범계동 노의준선생 - 고방유취
3. **생리통(生理痛), 협통 요통, 産後 後陣痛** 여 34세 부인 160cm 48kg 강한은선생 - 고방유취
4. **타박요통(打撲腰痛), 야구공 맞아 거동 불편** 여 65세 중키 비만, 과천시 갈현동 노의준선생 - 고방유취
5. **+ 비화음 - 식욕부진, 무기력, 만성 변비** 여 64세 주부 부산시 해운대구 서지영 선생
6. **+ 윤혈음 + 대건중탕 - 장폐색, 대변불통, 복통, 5년 관장** 남 64세 김포시 백운기선생 - 이종대 자료집
7. **+ 익모고(보감) - 턱밑 여드름** 여 29세 태음인 173cm 60kg 회사원 사울시 명륜동 이종대
8. **+ 감초탕 - 유아 두드러기, 소양감, 발진** 여 15개월 상태의학회

(이종대 자료집)

17 가미귀비탕

처방해설

加味歸脾湯(上98) **婦人良方·方藥合編 : 治 肝脾怒鬱 月經不通 鬱怒(婦人月經) 血閉(婦人月經)**

歸脾湯(上統六十六) 加 山梔 柴胡 各一錢 加便香附 尤妙

- 귀비탕에 치자 시호가 더해진 처방이다.
- 귀비탕 증 보다 약간 열(熱)과 울(鬱)이 더해진 경우에 사용한다.
- 기울(氣鬱)로 인해 호르몬 분비가 교란되고, 자궁조직이 긴장되고, 혈액소통이 원활하지 못하여 월경(月經)이 나오지 않을 때 사용한다.
- 각종 스트레스와 신경과다로 인해 월경(月經)이 중단된 경우에 사용한다.
- 평소 피부가 곱고 연약한 사람에게 적합하며, 귀비탕을 사용해야 하는 경우보다 열증(熱症)이 더해졌을 때 적합하다.
- 귀비탕 처럼 정충, 우울, 변비에도 사용한다.

변비 외 치료효과

- **신경성 심계항진, 신경과다, 충격, 교통사고 후유증, 수족저림, 일시무력,** 전신무력, 갑상선기능항진증, 갑상선기능저하증, 항강, 두중, 이명, 천면, 신경쇠약, 불면증, 불안, 초조, 정충, 심번, 흉비, 호흡곤란, 수장한, 턱떨림, 월경불순, 음탈, 건망

가미귀비탕 활용사례 (2017.10.17.기준)

1-1. **불면**(不眠), **피로**(疲勞) 여 52세
1-2. **불면**(不眠), **피로**(疲勞), **초조**(焦燥), **상열**(上熱) 여 57세 소양인 160cm 58kg
1-3. **불면**(不眠), **천면**(淺眠), **가슴답답**, **소화불량**(消化不良) 여 30세 소음인 165cm 49kg
1-4. **불면**(不眠), **피로**(疲勞), **정충**(怔忡), **눈침침**, **변비**(便秘) 남 19세 태음인 176cm 62kg
1-5. **불면**(不眠), **자한**(自汗) 여 30세 소음인 165cm 48kg
1-6. **불면증**(不眠症), **피로감**(疲勞感), **경폐**(經閉) 여 50세 소음성소양인 160cm 53kg
1-7. **불면**(不眠), **피로**(疲勞) 남 26세 소양인 176cm 68kg
1-8. **기울로 인한 불면증**(不眠症) 여 65세 태음인 160cm 58kg
1-9. **기울로 인한 불면증** 여 24세, 소양인, 154cm, 48kg 서울시 강북구 김상백선생 우석
1-10 **시부모 모시면서 스트레스와 불면**(不眠), **상열**(上熱) 여 45세 소양성소음인
1-11. **다몽**(多夢), **수족랭**(手足冷), **불면**(不眠) 여 26세 소양인 학생 167cm 48kg
2-1. **심번**(心煩), **호흡곤란**(呼吸困難), **무기력**(無氣力), **식욕부진**(食慾不振) 여 55세 태음인
2-2. **심번**(心煩), **피로**(疲勞) 여 28세 소양인 172cm 52kg
2-3. **흉민**(胸悶), **소화불량**(消化不良), **연변**(軟便) 남 23세 178cm
2-4. **흉비**(胸痞), **불면**(不眠), **수족저림**, **매핵기**(梅核氣) 여 68세 태음인 162cm 65kg
2-5. **가슴답답**, **두중**(頭重), **견통**(肩痛), **불안**, **흉비**(胸痞) 여 43세
2-6. **가슴답답함**, **상열감**, **잠자주 깸**(일 3-4회), **우울증**, **피로감** 여 44세 소음인 161cm 58kg 강병수선생 통합방제한의학회
2-7. **기울**(氣鬱), **심계**(心悸), **정충**(怔忡) 여 42세 소양인
2-8. **기울**(氣鬱), **수족랭**(手足冷), **천면**(淺眠), **월경통**(月經痛) 여 33세 154cm 51kg
2-9. **기울**(氣鬱), **무기력**(無氣力), **신경과민**(神經過敏) 남 30대 소양성태음인
2-10. **스트레스로 인한 화증**(火症), **우울증**(憂鬱症) 여 31세 태음성소양인 163cm 48kg
2-11. **상열**(上熱), **수면장애**(睡眠障碍), **기울증상**(氣鬱症狀), **피곤**(疲困) 여 49세 소음인
3-1. **정충**(怔忡), **흉비**(胸痞), **현훈**(眩暈), **천증**(喘症) 여 40세 태음성소음인
3-2. **정충**(怔忡), **불안**(不安) 남 23세
3-3. **경계**(驚悸), **현훈**(眩暈) 여 37세
4-1. **피로**, **신중**(身重), **족저림**, **소화불량**, **불면**(不眠), **기상곤권**, **미열**(微熱), **눈피로감** 여 27세 소음인
4-2. **피로**, **가슴답답**, **매핵기**(梅核氣), **한열왕래**(寒熱往來), **짜증**, **불안**, **초조**, **월경통** 여 29세 소음성소양인
4-3. **전신피로**(全身疲勞), **식욕부진**(食慾不振), **신경쇠약**(神經衰弱) 여 30세 소양성소음인
4-4. **피로**(疲勞), **권태**(倦怠), **어지러움** 여 31세 소음성태음인 163cm 54.5kg
4-5. **피로**(疲勞) 여 50세
4-6. **피로**, **슬통**, **피부발진**, **불안초조**, **이명** 여 67세. 광명시 이석태선생 통합방제한의학회
4-7. **수험생 보약**, **피로**(疲勞), **불안** 남 22세 소음인 171cm 65kg
4-8. **전신무력**(全身無力), **변비**(便秘), **상기**(上氣), **정충**(怔忡) 여 56세 태양성소양인 김진환선생 통합방제한의학회
5-1. **현훈**(眩暈), **항강**(項强), **기울**(氣鬱), **두중**(頭重) 여 37세 태음인 158cm 54kg

5-2. **현훈**(眩暈), **족균열**(足龜裂) 여 53세 소음인 160cm 65kg

5-3. **현훈**(眩暈) 남 37세 소음인 170cm 60kg

5-4. **기립성현훈**(起立性眩暈) **83세 155cm 45kg**

5-5. **기립성현훈**(起立性眩暈), **구내염**(口內炎), **흉비**(胸痞), **태식**, **복만감**(腹滿感) 남 18세 고등학생 172cm 67kg

6-1. **손발저림**, **두중**(頭重), **견통**(肩痛) 여 40세 소양인

6-2. **손톱균열**, **들뜸**, **손의 통증** 여 47세 소음인

6-3. **손발 수포**, **가려움**, **열감**, **허물**, **한포진의심**, **대변난**, **입면장애** 여 52세 태음인 158cm 60kg B형 경기도 부천시 이종대

7-1. **이명**(耳鳴) 남 37세 태음인

7-2. **이명 어지러움 불면 상열 불안초조 오심 무기력 기핍 변비** 여 50세 소음인 주부 160cm 47kg 충북 청원군 문성근선생

8-1. **수장한**(手掌汗) 남 30세 소양인

8-2. **수족다한증** 남 35세 영업사무직 176cm 74kg 최성운 통합방제한의학회

9-1. **음탈감**(陰脫感), **탈항**(脫肛) 여 63세

10-1. **턱떨림**, **안색불량**(顔色不良) 여 75세

10-2. **턱 흔들림**, **갑상선기능항진증** 여 61세 소양인

11-1. **갑상선기능항진**, **심계**(心悸), **불면**(不眠), **피로**(疲勞) 여 47세 소음인

11-2. **갑상선기능저하**, **피로**(疲勞) 여 62세 태음성소양인

12-1. **혓바늘**, **정충**(怔忡), **흉통**(胸痛), **피로**(疲勞), **잦은 귀통증** 여 32세 소음인

12-2. **설염**, **피로**, **수족냉**, **신경과다** 여 57세 162cm 56kg 이석태선생 통합방제한의학회

12-3. **구건**(口乾), **수족무력감**(手足無力感), **불면**(不眠), **수족저림**, **하복포만**(下腹飽滿), **순간발작**, **가위**, **한숨** 남 37세

13-1. **두중**(頭重), **정충**(怔忡), **현훈**(眩暈), **전율**(戰慄) 여 59세 소양인

13-2. **두통**(頭痛), **항강**(項强), **불면**(不眠) 여 44세 태음인

13-3. **항강**(項强), **변성**(變聲), **갑상선 증상**, **수족저림**, **피로**, **무기력** 여 38세 소양인

14-1. **소화성 질환** 여 56세 160cm 65kg

14-2. **소화불량**(消化不良), **불면**(不眠), **다몽**(多夢) 여 33세 소음성소양인

14-3. **심한 소화불량**(消化不良), **두통**(頭痛), **팔저림**, **전중압통** 여 73세 태음인 오영철선생 통합방제한의학회

14-4. **과민성대장염**(過敏性大腸炎), **설사**(泄瀉), **배앓이** 여 19세 소음인 152cm 45kg

15-1. **기상시 신체동통**(身體疼痛), **쑤심**, **관절통**(關節痛), **현훈**(眩暈), **두통**(頭痛) 여 53세 태음인

16-1. **하지부종**(下肢浮腫), **기미** 여 38세 소음인 160cm

17-1. **월경불순**(月經不順) 여 19세 소음성소양인 161cm 54kg

17-2. **붕루**(崩漏), **아랫배 동통**(疼痛) 여 31세 소양인 160cm 48kg

18-1. **여드름** 남 24세 소음인 176cm 63kg

18-2. **턱 밑의 심한** 여드름 여 33세 163cm 50Kg

19-1. **실패례-심계**(心悸), **수족저림** 여 59세 태음인 155cm 60kg

가미귀비탕 합방 활용사례

1-1. **+계지탕 - 스트레스로 인한 항강과 기허증상** 여 31세 소양성태음인 163cm 54kg

1-2. **+계지탕 + 향소산 - 5년이상된 한포진** 남 47세 165cm 71kg 천안시 백석동 강병수선생 통합방제한의학회

2-1. **+팔물탕 - 불면(不眠), 수족랭(手足冷), 정충(怔忡), 불안, 초조** 여 36세 소음인 161cm 53kg

3-1. **+총명탕 - 수험생 스트레스, 불면증, 졸음, 소화불량(消化不良)** 남 19세 소음인

4-1. **+성심산- 충격성 설강직(舌强), 언어불성(言語不成).식욕상실.불면증** 여 46세 원주시 일산동 유상기선생-대한학약회지

5-1. **+당귀작약산 - 출산 2년 후 관절통(關節痛), 부종(浮腫), 소변불리, 소화장애** 여 45세 158cm 60kg

6-1. **+갈근탕 - 수장한** 여 18세 고3 학생 161.3cm 68.5kg 안준석 선생 통합방제한의학회

계평귀비탕(계지탕+평위산류+가미귀비탕)

1-1. **무기력(無氣力), 현훈(眩暈), 흉통(胸痛), 배통(背痛), 불면(不眠), 골통(骨痛), 재채기** 여 41세 소음인

2-1. **불면(不眠), 견랭(肩冷), 배한(背寒)** 여 51세 소음인 경향

3-1. **항강(項强), 우반신불편(右半身不便), 피로(疲勞), 상열감(上熱監), 식욕부진(食慾不振)** 여 52세 태음인 165cm 64kg

3-2. **항강(項强)** 여 46세 소음인

3-3. **편두통(偏頭痛), 흉통(胸痛), 항강(項强)** 여 36세 태음인 163Cm 67kg

4-1. **신경과민(神經過敏), 불면(不眠), 집중력저하(集中力低下)** 남 35세 소음인 173cm 65kg

4-2. **갱년기질환** 여 55세 열성태음인 164cm 80kg

5-1. **갑상선기능저하증(하시모토병)** 여 34세 소음인

5-2. **갑상선기능항진증, 피로(疲勞), 지절통(肢節痛), 속쓰림, 우울증(憂鬱症)** 여 52세 소음인

6-1. **소화불량(消化不良), 외한(畏寒), 월경통(月經痛)** 여 36세 소양성태음인

6-2. **소화불량(消化不良), 피로(疲勞), 두중(頭重)** 여 35세

6-3. **복랭(腹冷), 소화불량(消化不良), 불면(不眠), 피로(疲勞)** 여 29세 소음인 167cm 41kg

6-4. **만성위염(慢性胃炎), 신경과민(神經過敏), 소화불량(消化不良), 야간(夜間) 빈뇨(頻尿)** 여 64세 소음인 153cm 60kg

7-1. **요통(腰痛), 엉치통** 여 57세 태음인

7-2. **요통(腰痛), 견통(肩痛)** 여 57세 소양성태음인

8-1. **구안와사(口眼喎斜)** 여 62세 태음성태양인

9-1. **신우염(腎盂炎), 두통(頭痛), 상열감(上熱感), 신중(身重), 소변빈삭(小便頻數), 피로(疲勞), 지절통(肢節痛), 유주통(流注痛), 수족랭(手足冷)** 여 36세 소양성소음인

10-1. **실패례** 여 63세 태음인

10-2. **실패례** 여 45세 소양인 158cm 49kg

10-3. **실패례** 여 46세

18 통경탕

처방해설

通經湯(下154) **治 月閉 血閉(婦人月經)**

當歸 川芎 白芍藥 生乾地黃 大黃 官桂 厚朴 枳殼 枳實 黃芩 蘇木 紅花 各七分

薑三片 棗二枚 梅一枚

- 월경중단에 사용한다.
- 자궁에 혈액이 울체(鬱滯)되거나 장관(腸管)에 음식물이 과다하게 축적되어 자궁의 혈액소통이 원활하지 못하고, 그 결과 혈폐(血閉)가 발생하거나 월경불순이 나타날 때도 사용한다.
- 식욕 소화 왕성한 건실자의 변비에도 사용한다.
- 변비경향이 있으면서 여드름이나 몸이 무거운 신중(身重)에도 사용한다.

변비 외 치료효과

- **경폐**(經閉), **월경중단**, **월경불순**, 신중, 인후통

통경탕 활용사례 **(2017.10.기준)**

1-1. **경폐**(經閉) 여 39세 태음인
1-2. **경폐**(經閉), **신중**(身重), **변비**(便秘) 여 28세 소양인
1-3. **월경불순**(月經不順) 여 34세 태음인
1-4. **월경중단**(月經中斷) 여 45세 소양인
1-5. **생리중단 2달, 생리증후군만** 여 26세 165 cm 62kg 윤선묵선생 통합방제한의학회
2-1. **만성변비, 체력저하, 기력부족** 여 41세 소음인 회사원 160cm 55kg 인천시 부평구 김국진선생 통합방제한의학회
3-1. **화농성 여드름** 남 14세 태음인 중1학년 174cm 62kg O형 수원시 조원동 이종대-이종대 자료집
3-2. **화농성 여드름, 발적** 여 29세 태음인 173cm 60kg B형 회사원 사울시 명륜동 이종대-이종대 자료집
4-1. **인후통**(咽喉痛) 여 44세
5-1. **슬통실패, 경폐실패, 상열감과 대변곤란에는 효과** 여 54세 159cm 58kg 강병수선생 통합방제한의학회

19 경옥고

처방해설

瓊玉膏(上61) 塡精 補髓 髮黑 齒生 萬神俱足 除百病 益壽(身形) 通治(虛勞) 勞嗽(咳嗽)

生地黃取汁 十六斤 人蔘末 二十四兩 白茯笭末 四十八兩 白蜜煉 十斤

- 허약으로 인한 여러질환과 증상에 피로에 사용한다.
- 노화(老化), 질병(疾病), 과로(過勞) 등으로 조직이 연약해지고 자윤(滋潤)이 결핍되어 기핍(氣乏), 피로(疲勞), 식욕부진), 변비(便秘), 설사(泄瀉), 소화불량, 기침 등이 발생했을 때 사용한다.
- 노인의 장무력성 변비에 매우 특효가 있다.
- 몸이 쇠약(衰弱)해져 인체의 기능이 떨어져 있는 상태에서 나타난 장 무력성 변비에 사용한다.

변비 외 치료효과

- **허약, 피로, 기핍, 수족냉, 경지, 설사빈발, 요통, 좌골신경통, 골다공증, 대변난, 노인소화불량**

경옥고 활용사례 (2017.10.기준)

1-1. **전신피로(全身疲勞), 수족랭(手足冷), 감기빈발(感氣頻發), 경지(經遲)** 여 40세 소양성소음인
1-2. **피로(疲勞), 기핍(氣乏), 기상곤권(起床困倦), 흰머리** 남 24세 175cm 70kg
1-3. **만성피로(慢性疲勞)** 남 31세 171cm 72kg
1-4. **피로(疲勞), 수술부위 통증 감소** 여 71세 155cm 45kg
1-5. **만성피로(慢性疲勞), 무기력증** 여 38세 165cm 54kg
1-6. **만성피로(慢性疲勞), 변비(便秘), 기상곤권(起床困倦)** 남 31세 태음인 175cm 73kg
1-7. **만성피로(慢性疲勞), 식욕부진(食慾不振), 소화불량(消化不良), 변비(便秘)** 여 30세 소양인 170cm 53kg
1-8. **전신피로(全身疲勞), 견통(肩痛), 천면(淺眠) 57세 태음인 161cm 52kg**
1-9. **만성피로, 식욕부진, 소화불량, 변비** 여 30세 소양인 170cm 53kg 성남시 김주형선생
1-10. **만성피로, 변비, 기상곤권** 남 31세, 태음인 대학생 175cm, 73kg 부천시 김서영선생
1-11. **극심한 만성피로(慢性疲勞), 기상곤권(起床困倦), 두중(頭重), 구취(口臭), 회음부통, 설사** 남 43세 180cm 62kg
1-12. **노인피로(老人疲勞), 식욕부진(食慾不振), 혈색불량(血色不良)** 73세 소음인
1-13. **피로(疲勞), 소화불량(消化不良), 신랭감, 흉비(胸痞), 체중증가, 재채기** 여 48세 153cm 62kg

1-14. **피로(疲勞), 수면장애** 여 53세
1-15. **만성피로(慢性疲勞), 소화불량(消化不良), 관절통(關節痛), 두통, 현훈(眩暈)** 여 72세 소음인 153m 60kg
1-16. **수술 후 회복, 체중증대** 남 20세 태음인 179cm 55kg
2-1. **식욕부진, 무기력(無氣力), 병후회복, 수척, 혈색불량, 거동불편, 번각(煩覺)** 남 73세 소양인 180cm 75kg
2-2. **수험생 식욕부진, 체중감소** 남 28세 수험생 167cm 57kg
2-3. **식욕부진(食慾不振), 기핍(氣乏), 소화불량, 음주 후 구토(嘔吐), 체중감소** 남 47세 소양인 165cm 66kg
2-4. **식욕저하, 노인성 변비(便秘), 잔기침** 여 80세 태양인 경남 하동군 김동구선생
2-5. **중풍 후유증(거동불편), 무력, 식욕저하(食慾低下)** 여 75세 소양인
2-6. **식욕부진, 무기력, 만성피로, 소화불량, 어지러움** 여 56세158㎝, 50kg, 서울시 조용희선생
3-1. **대변난(大便難)** 남 57세 소음인 175cm 73kg
3-2. **변비(便秘), 만성피곤증상, 손발 틈** 여 55세 156cm 58kg 김주환선생
1-1. **변비(便秘), 피로, 숙취** 여 49세 소양인 162cm 김주헌선생
1-3. **노인성 변비, 소화불량, 식욕부진** 여 90세 160cm 60kg 충남 공주시 오종우선생
1-4. **식욕 저하, 노인성 변비, 잔기침** 여 80세 태양인 경남 하동군 김동구선생
1-5. **위경련(胃痙攣), 수면장애, 변비(便秘)** 여 54세 158cm 55kg 김지훈선생
4-1. **설사빈발(泄瀉頻發)** 남 32세 소음성소양인 166cm 59kg
4-2. **흑변(黑便), 설사빈발(泄瀉頻發), 피로(疲勞)** 남 36세 태음인 175cm 85kg
4-3. **소화장애(消化障碍), 잦은배변, 연변(軟便)** 남 57세 80kg
5-1. **골다공증(骨多孔症)** 여 57세 소음인
5-2. **디스크로 인한 좌골신경통(坐骨神經痛)** 여 56세 소음성소양인(?)
5-3. **퇴행성 관절염, 잇몸질환, 안질환** 여 83세 157cm 52kg
6-1. **구내염** 남 40~50대
7-1. **소갈병** 남 62세
8-1. **노인득남(老人得男)** 남 70대
9-1. **손떨림, 어깨통증, 발 굳은살, 두통(頭痛), 변비(便秘)** 여 70세 태음인 160cm 62kg
10-1. **목감기 빈발, 기침, 가래** 여 56세 163cm 60kg
11-1. **경옥고의 다양한 효과에 대하여 - 식욕증진, 체중증가, 소화력증가, 피부윤택, 기상곤권**
12-1. **백내장 소형견 시츄 9년생 최은영선생-이종대 자료집**
13-1. **부작용** 남 39세
13-2. **부작용** 남 35세 (2017.10.23.기준)
14-1. **+ 소건중탕- 소아 식욕부진, 연변, 천면, 소아허약** 여 7세 경기도 고양시 김진홍선생 (2017.10.23)

(새로보는 방약합편 보완)

20 대황감초탕

처방해설

大黃甘草湯(상한론) 大便秘結 急迫者' '食已卽吐者 大黃甘草湯主之

大黃 3錢 甘草一錢半

- 대황과 감초 2가지로만 구성된 처방이다.
- 약간 실증(實證)의 변비에 사용한다.
- 변비나 대변적체로 인해 발생하는 구토(嘔吐)에도 사용한다.
- 변비로 인해 발생하는 복부팽만(膨滿)이나 식욕부진, 고열(高熱)에도 사용한다.
- 주로 소아에게 많이 사용하며 소승기탕 보다는 변비가 약할 경우에 사용하고 작약감초탕 보다는 더 심할 때 사용한다.

변비 외 치료효과

- **변비성 구토, 복부팽만, 식욕부진,** 고열, 두중

대황감초탕 활용사례 (2017.10.기준)

1-1. **소아 고열 구토 변비 식욕부진 복부팽만** 남 28개월 11kg 경기도 화성시 김진환선생
1-2. **영아 울음, 변비, 식욕부진** 서울시 조연상선생
2-1. **공황장애, 복만, 복통, 변폐 심계항진** 남 32세 회사원 167cm 62kg 노의준선생-고방유취
2-2. **정서장애, 흉만, 정신불안** 남 44세 백종헌선생-고방유취
3-1. **기분나쁜 침** 남 50세 노염범선생-고방유취

21 자소음

처방해설

紫蘇飮(中160) **治 子懸 及氣結難産 子懸(婦人姙娠) 孕婦傷寒(寒) 保産(婦人姙娠) 催産(婦人姙娠) 衝上(足)**

紫蘇葉 二錢半 人蔘 大腹皮 川芎 陳皮 白芍藥 當歸 各一錢 甘草 五分 薑四片 葱三莖

- 자소음은 자현(子懸)과 기결(氣結)로 인한 난산(難産)에 사용한다.
- 본래는 배가 단단하게 뭉치고 당길 때, 기(氣)가 울체(鬱滯)되어 태기(胎氣)가 흉곽 쪽으로 치받쳐 난산(難産)되기 쉬운 경우에 사용하는 처방이다. 임신감기를 겸한 입덧에도 활용한다.
- 허냉(虛冷)하거나 허약(虛弱)한 상태에서 감기에 걸려 기침을 하면서 입덧을 할 때 사용한다.
- 입덧만 하는 경우에도 사용한다.
- 자소음에 포함된 정통산(당귀 작약 천궁)의 약성을 활용하여 임신변비에도 사용한다.

변비 외 치료효과

- **임신감기, 입덧, 기침, 가래, 비염, 콧물,** 복통, 소화불량, 식사전폐, 전신통, 두통, 인통, 견비통, 현훈, 무기력, 무서움

자소음 활용사례 (2017.10.25기준)

1-1. **임신부복부경결**(姙娠婦腹部硬結), **소변불리**(小便不利), **식욕부진**(食慾不振) 여 34세

2-1. **임신구토**(姙娠嘔吐), **식사전폐**(食事全閉), **오한**(惡寒), **무기력**(無氣力), **변비**(便秘), **무서움**, **슬랭**(膝冷) 여 30세 소음인

2-2. **입덧**, **비염**(鼻炎), **비색**(鼻塞), **재채기**, **불문향취**(不聞香臭), **두통**(頭痛), **목쉼**, **식욕부진**(食慾不振) 여 31세 태음인

2-3. **입덧**, **오심**(惡心), **감기**, **수면불량**(睡眠不良) 여 29세 소음인

2-4. **입덧**, **감기**, **오심**(惡心), **구토**(嘔吐) 여 28세 태음성소음인

2-5. **임신오조**(姙娠惡阻) 여 25세 소음인

2-6. **입덧**, **식욕부진**, **복부포만**, **명치비**, **곤권심**, **두통**, **소복상추**, **배변장애** 여 29세 소음인 천안시 강병수선생

3-1. **임신감기**(姙娠感氣), **기침** 여 27세 소음성태음인

3-2. **임신감기**(姙娠感氣), **발열**(發熱), **기침**, **콧물** 여 24세 소양인

3-3. **임신감기**(姙娠感氣), **견비통**(肩臂痛), **팔저림** 여 32세 태음인

3-4. **임신감기**(姙娠感氣), **알레르기성 비염**, **재채기**, **콧물**, **코막힘**, **오한**(惡寒) 여 33세 소음인

3-5. **임신감기**(姙娠感氣), **전신통**(全身痛), **두통**(頭痛), **인통**(咽痛), **기침** 여 33세 소음인

3-6. **임신감기**(姙娠感氣), **기침**, **가래**, **구토**(嘔吐) 여 31세 태음인

3-7. **임신감기**, **기침**, **콧물**, **가래**, **입덧**, **오심**(惡心), **복통**(腹痛), **구토**(嘔吐), **소화불량**(消化不良), **현훈**(眩暈) 여 27세 태음인

3-8. **임신감기**(姙娠感氣), **발열**(發熱), **인통**(咽痛), **하복부경결**(下腹部硬結) 여 29세 소음인 간호사

제 3 장

병약도표의 해설과 기준

1 병인 기준

각각의 병증을 유발하는 원인을 병인(病因)의 기준으로 한다.

2 생리유형 기준

✔ **병약도표 기준해설 : 체열, 건실도 적용기준**

생리유형 / 병인	체열 많음	건실도 높음	체열/건실도 ⇦ 중등 ⇨	건실도 낮음	체열 적음
⋮	⋮	⋮	⋮	⋮	⋮

병약도표 체열, 건실도 기준	
개별 적용 분류 이유	• 사람은 누구나 공통적인 구조와 기능을 가지고 있다. 이를 공통생리라 한다. • 사람마다 구조나 기능 차이가 존재한다. 개별적특성을 개별생리라 한다. • 공통생리 바탕위에 개별생리가 있다. • 공통생리와 개별생리는 누구나 공유하며 동일 병인에 개별생리를 적용하면 각기 다른 유형의 결과가 나타난다. • 동일한 증상이라도 개별생리에 따라서 병리상태가 다르고 처방이 다를수 있어서 체열과 건실도로 기준하였다. • 체열은 열에너지의 정도를 말하고. 건실도는 에너지 발생구조인 형체의 긴장도를 말한다. • 체열은 열에너지 보유의 현재 상태이고, 건실도는 변화대응시 에너지를 발생시킬 수 있는 기반을 말한다. • 모두 에너지와 관련 된다. 에너지는 생리와 병리 형성의 바탕이 되며 진단과 치료에 기준으로 삼을 수 있다.

A 체열 기준 이유	• 사람은 항온동물이다. 체온은 지속적으로 발생되는 체열(열에너지)에 의해 유지된다. • 사람마다 체열의 차이가 있다. • 체열의 많고 적음에 따라 순환과 호흡, 대사의 차이가 있다. • 체열이 많으면 몸이 따뜻하거나 뜨겁고, 체열이 적으면 몸이 차거나 긴장하기 쉽다. • 체열이 많으면 순환과 호흡과 대사가 많아지고 빨라지며 기능이 활성화 되고, 구조가 건실화 된다. • 체열이 적으면 순환과 호흡과 대사가 적어지고 느려지고 기능이 안정화 되고, 구조가 연약화 된다. • 체열에 따라 구조와 기능의 차이가 있고, 체열에 따른 변화에 정도의 차이가 나타날 수 있다. • 체열에 따라 생리의 차이가 날 수 있고, 생리의 차이에 따라 병리상태와 처방이 달라 질 수 있다. • 체열이 많은 상태나 신체 조건엔 찬 성질인 석고를. 체열이 적은 상태엔 뜨거운 성질인 부자를 쓸 수 있다. • 생리바탕이 다르므로 체열이 많으면 석고가 포함된 처방을, 체열이 적으면 부자가 포함된 처방을 쓸 수 있다. • 체열은 여러 등급으로 나눌 수 있겠으나 크게 체열이 많고, 보통이고, 적은 것으로 나눈다.
B 건실도 기준 이유	• 사람은 직립동물로 생존에 필요한 골격과 근육, 장부 등 형체를 가지고 있다. • 사람마다 형체의 차이가 있고 형체의 건실도에 따라 강약과 크기, 기능의 차이가 있다. • 건실도가 높으면 형체의 유지와 기능이 원활하고, 대내외의 변화요인에 안정적으로 대응 조절하며 건실도가 낮으면 형체의 유지와 기능이 부족하기 쉽고, 변화요인에 안정적인 대응조절이 취약하기 쉽다. • 건실도가 높으면 안정도와 신축력이 높아지고, 건실도가 낮으면 연약하여 안정도와 신축력이 떨어진다. • 건실도에 따라 형체의 유지와 기능에 차이가 있고, 변화요인에 대한 대응과 조절에 차이가 난다. • 건실도에 따라 생리의 차이가 날 수 있고, 생리의 차이에 따라 병리상태와 처방이 달라질 수 있다. • 건실도가 높은 긴장성 습체엔 통기성 강한 마황을, 낮은 이완성 습체엔 보기성이 강한 백출을 쓴다. • 습체에서 피부 두텁고 긴장도가 높으면 마황포함 처방을, 엷고 긴장도가 낮으면 백출 포함 처방을 쓴다. • 건실도는 여러 등급으로 나눌 수 있겠으나 크게 건실도가 높고, 보통이고, 낮은 것 으로 나눈다.

분류 순서	• 생리와 증상의 차이는 체열이 건실도 보다 우선하고, 건강과 변화의 대응력은 건실도가 우선한다. • 건실도가 높아도 대응시 여력이 충분하므로 체열이 많은 것과 같은 열성상태가 나타나는 경우가 많다. • 병증도표는 생리와 증상이 기준이므로 건실도 보다 체열을 우선한다. 생리의 정도에 따라 순서를 5단계로 설정한다. ① 체열 많음 ② 건실도 높음 ③ 체열 보통/건실도 보통 ④ 건실도 낮음 ⑤ 체열 적음 • 체열의 정도에 따라 열증이나 냉증, 실증이나 허증으로 반응하여 나타나는 경우가 많다. • 체열이 많으면 열성을 띠고 실증이 잘 나타나며, 체열이 적으면 냉성을 띠고 허증이 잘 나타난다. • 건실도에 따라 변화요인에 반응하는 정도가 다르고, 병증의 발생여부나, 증상의 정도가 결정된다. • 건실도가 높으면 적극적 대응과 실증의 소지가 많고, 건실도가 낮으면 소극적 대응과 허증의 소지가 많다.
A1 체열 많음	• 체열이 많으면 순환력이 증가에 따라 자윤과 전해질 소모가 많아지고, 발열성, 충혈성 증상이 잘 나타난다. • 체열이 많으면 열성을 띠고 실증이 잘 나타나며 체열을 식힐 수 있는 청열제가 포함된 처방을 많이 사용한다.
B1 건실도 높음	• 건실도가 높은 것은 에너지구조가 안정되거나 에너지상태가 여력이 있다는 것이다. • 건강한 긴장이 유지된다. • 건실도가 높으면 적극적 대응으로 실증의 소지가 많고, 열과 긴장을 풀어주는 치법과 처방을 많이 사용한다.
A2 체열 중간 **B2 건실 중간**	• 체열과 건실도가 각기 보통이면 가장 보편적인 치법과 처방을 사용한다. • 때로는 체열이 많거나 적은 상태와, 건실도가 높거나 낮은 상태와 같이 구분하지 않고 사용하기도 한다.

B3 건실도 낮음	• 건실도가 낮은 것은 에너지구조가 연약하거나 에너지상태가 취약한 것이다. • 이완되거나 보상형 긴장이 잘된다. • 건실도가 낮으면 미약한 대응과 허증의 소지가 많고, 긴장도나 기능을 높여주는 보제의 사용을 많이 한다.
A3 체열 적음	• 체열이 적으면 형체유지를 위해 긴장을 잘 하고, 순환력이 저하되며, 대사량이 적어지고, 기능이 떨어진다. • 체열이 적으면 냉성을 띠고 허증이 잘 나타나며 체열을 높힐 수 있는 온열, 보기제가 포함된 처방을 사용한다.

✔ 병약도표 기준해설 : 체열 적용기준

생리유형 / 병인	체열 많음	건실도 높음	체열/건실도 ⇦ 중등 ⇨	건실도 낮음	체열 적음
⋮	⋮	⋮	⋮	⋮	⋮

- 체온과 체열 : 체온은 일정하나 체열은 차이가 있고 많다. 체열에 따라 생리와 처방이 달라진다
- 체열측정 방법 : 적외선 촬영기. 피부온도계로 측정이 가능하다. 근거는 되나 개략적이다.
- 체열판단 기준 : 현재의 체열 보유상태를 본다. 체열발생의 구조적 조건을 본다(유전, 형성, 연령요인).

■ A1 체열 많음: 전체증상의 70%이상 해당될 때	
① **열감**	• 따뜻하다. 몸이 따뜻하다. 손발이 따뜻하다. • 뜨겁다. 몸이 뜨겁다. 손발이 뜨겁다. 머리 피부가 뜨겁다. 배가 뜨겁다. 열감이 많다.
② **색**	• 얼굴이 붉다. 입술이 빨갛다. 손바닥이 붉다. 귀밥이 붉다.
③ **선호**	• 성향 : 찬것과 찬곳을 좋아한다. 더운것 싫어한다. 선풍기, 에어컨 좋아한다. • 기온 : 겨울을 좋아한다. 수영을 좋아한다. 여름을 싫어한다. 더우면 숨이 차다. • 의복 : 겨울에도 내의 안 입는다. 옷을 적게 입는다. 답답하다고 양말을 안 신는다. • 잠 : 이불 잘 안 덮는다. 배만 내놓고 잔다. 옷을 모두 벗고 잔다. • 물 : 물을 많이 마신다. 찬물을 좋아한다. 얼음물을 좋아한다. 뜨거운 물을 싫어한다. • 음식 : 찬(식은)음식을 좋아한다. 밥도 식혀서 먹는다(외국은 음식습관 다름 참고).뜨거운 음식을 잘못먹는다. 찬성질의 음식을 좋아한다(냉면, 참외, 다래, 배, 포도 등). 더운 성질, 자극성 음식을 싫어하거나 부작용 난다(카레, 생강, 고추, 토란, 인삼, 계피 등).
④ **추위더위**	• 더위 많이 탄다. • 추위 안탄다. • 땀 조금만 움직여도 땀이 많다.
⑤ **맥,설,복**	• 맥(脈) 홍대삭(洪大數)하다. • 혀 붉고, 건조하기 쉽다. • 복부 윤기있고 탄력있다.
⑥ **약,처방**	• 찬성질의 약을 많이 사용한다(석고, 황련, 황금, 황백, 치자, 생지황, 한수석, 박하, 연교 등) • 더운성질의 약은 부작용이 나기 쉽다(부자, 계피, 건강, 오수유, 천초/봉밀, 인삼, 백출 등)

■ A2 체열 보통	
■ A3 체열 적음: 전체증상의 70%이상 해당될 때	
① 열감	• 차다 : 몸전체, 손 발, 윗배, 아랫배, 배전체, 무릅, 허리, 하지, 얼굴, 피부 • 시리다 : 손 발, 배, 무릅, 엉덩이, 다리, 얼굴, 머리, 관절부위, 뼈 • 바람난다 : 무릅, 배, 머리, 코 • 차고, 시리고, 아프다 : 발, 무릅, 어깨, 배, 뼈마디. 근육
② 색	• 얼굴이 창백하다. 혈색이 없다. 입술이 건조하다. 손바닥이 건조하다.
③ 선호	• 성향 : 따뜻하거나 뜨거운 것을 좋아한다. 찬 것을 싫어한다. 찬 것을 피한다. • 기온 : 선풍기,에어컨을 싫어한다. 바람을 싫어한다. 찬곳을 싫어한다. 겨울 싫어한다. 추운 것을 싫어한다. 추우면 못 견딘다. 여름에도 온돌방에서 잔다. 추우면 아무일도 못한다. 추우면 밖에 나가지 않는다. 추우면 몸이 더 아프다. • 의복 : 옷을 많이 입는다. 남보다 오래 입는다. 여름에도 내의 입는다. 털모자 쓴다. • 잠 : 이불을 어깨까지 덥는다. 여름에도 두터운 이불덥고 잔다. 여름에 양말 신고 잔다. 배를 덥지 않으면 배탈이 난다 (외국인은 식습관이 다름 참고) • 물 : 물을 거의 안마신다. 따뜻한 물을 좋아한다. 찬물을 싫어한다. 찬물은 배 아프다. • 음식 : 따뜻한 음식을 좋아한다. 찬음식은 잘 못 먹는다. 빙과류나 찬음식은 싫어한다. 따뜻한 성질의 음식을 좋아한다(꿀, 생강, 마늘, 고추, 토란, 인삼, 계피 등). 찬것은 여름에도 데워 먹는다. 찬음식은 배가 아프거나 설사를, 소화가 잘안된다. 찬성질의 음식은 잘 안먹거나 부작용이 난다(냉면, 참외, 다래, 배, 포도, 파인애플 등).
④ 추위더위	• 추위를 많이 탄다. 더위는 안탄다. 항상 땀이 거의 없다. 소름이 잘 돋는다.
⑤ 맥,설,복	• 맥(脈) 세,약,지(細弱遲)하다. 혀에 물기가 많다. 복부 건조하고, 긴장, 경결 된다.
⑥ 약, 처방	• 더운 성질의 약을 많이 사용한다(건강, 계피, 부자, 오수유, 천초/봉밀, 인삼, 백출/당귀 등). • 찬 성질의 약은 부작용이 나기 쉽다(석고, 황련, 황금, 황백, 치자, 생지황, 한수석, 박하 등).

✔ 병약도표 기준해설 : 건실도 적용기준

- 건실도와 체열 : 건실도와 체열은 각기 다른 적용 기준이라 구분이 필요하나 공간부족으로 합쳤다.
- 형체와 건실도 : 형체는 동일하나 사람마다 건실도의 차이가 있다. 강약과 대소, 활성도의 차이이다. 건실도에 따라 생리가 다르고 병인에 대한 대응력이 달라 병리상태와 처방이 달라진다.
- 건실도 측정방법 : 근육과 피부의 긴장도와 장부의 활성도를 우선으로 본다. 근거는 되나 개략적이다. 근육지방측정기(BMI), 완력검사, 피부검사(켈리메트), 골밀도 검사 등 가능하다.
  *참고 : 신축력을 가진 건강한 긴장을 말한다. 비건강성 긴장은 신축력이 제한되어있다.
- 건실도 판단기준 : 기육의 긴장정도와 장부의 활성도를 본다. 골격의 구조를 본다.

B1 건실도 높음 : 전체증상의 70%이상 해당될 때	
① 기육	• 근육 : 단단하다. 탄력있다. 윤곽뚜렷. 발달. • 피부 : 두텁다. 단단하다. 탄력있다. 윤기난다.
② 장부	• 비 : 식욕 왕성. 다식. 대변굵다. • 폐 : 목소리 크다. 굵다. 낭랑하다. • 심 : 맥 활맥. 홍맥. 숙면.
③ 골격	• 손바닥 : 단단하다. 크다. 두텁다. • 손목, 손가락 : 굵다. 단단하다. • 흉곽 복각 : 넓다. 굵다. • 상체 : 발달. 크다. • 머리 : 크다. 이마돌출. • 목 : 굵다. 짧다 • 코 : 크다 • 입 : 크다 • 눈끝 : 위방향
④ 약, 처방	• 기육이 조밀하면서 긴장도가 높거나, 소화력이 좋을 때 활용하는 약을 많이 사용한다. • 긴장도가 높을 때 사용하는 해기제(마황, 갈근, 모과, 강활, 독활, 방풍, 형개 등) • 병인의 대응시 발열 등에 사용하는 청열제(황금, 황백, 황련, 시호, 생지황, 길경, 석고 등) • 소화력 좋을때 활용하는 보음성보정제(숙지황, 천문동, 오가피, 우슬, 지골피, 구판 등)

B2 건실도 보통	
B3 건실도 낮음 : 전체증상의 70%이상 해당될 때	
① **기육**	• 근육 무르다. 탄력없다. 윤곽흐릿. 적다. • 피부 엷다. 무르다. 탄력없다. 건조하다. 주름많다.
② **장부**	• 비 : 식욕 없다. 소식. 대변 가늘다. • 폐 : 목소리 적다. 가늘다. 힘없다. • 심 : 맥 세맥.약맥. 다몽.
③ **골격**	• 손바닥 : 무르다. 좁다. 엷다. • 손목, 손가락 : 가늘다. 무르다. 길다. • 흉곽 복각 : 좁다. 엷다. • 상체 : 좁다. 가늘다. • 머리 : 작다. • 목 : 가늘다. 길다. • 코 : 작다. • 입 : 작다. • 눈끝 : 아래방향
④ **약, 처방**	• 기육이 연약하여 이완되거나 보상, 대응성 긴장이 될 때, 적용되는 약을 많이 사용한다. • 긴장도가 낮을 때 사용하는 보기, 이기제(창출, 백출, 황기, 인삼, 감초, 소엽, 작약, 향부 등) • 긴장도 낮아 이완성습체에 사용하는 제습이기제(백출, 복령, 진피, 대복피, 오약, 빈랑 등) • 병인의 대응시 긴장에 사용하는 완화온열제(감초, 대추, 봉밀, 교이, 계피, 생강, 부자 등)

색인

- 변비 처방 색인
- 변비 처방에 담긴 질환별 색인

변비 처방 색인

가미귀비탕(上統 98) **婦人良方·方藥合編 : 治 肝脾怒鬱 月經不通**

- 鬱怒(婦人月經) 血閉(婦人月經)
- 當歸 龍眼肉 酸棗仁炒 遠志 人蔘 黃芪 白朮 白茯神 各一錢 木香 五分 甘草 三分 薑五片 棗二枚 加 山梔 柴胡 各一錢 加 便香附 尤妙
- **화병, 신경성심계항진, 신경과다, 충격, 교통사고 후유증, 허약성 갑상선기능항진, 신경쇠약, 불면증,** 월경불통, 월경중단, 도한, 건망증, 수족저림, 항강, 두중, 이명, 천면, 다몽, 수장한, 심번, 흉비, 불안, 초조, 정충, 호흡곤란, 현훈, 피로, 신중, 소화불량, 매핵기, 변비, 일시무력, 전신무력, 월경불순, 혈도증, 음탈, 탈항, 턱떨림, 과민성대장염, 위약, 열병회복기

가미소요산(下統 62) **痰中見血 ① 有火方用**

- 便秘(婦人産後) 濕痒(前陰) 陰戶腫(前陰) 咳唾喀血(血)
- 牧丹皮 白朮 各一錢半 當歸 赤芍藥 桃仁 貝母 各 錢 山梔 黃芩 各八分 桔梗 七分 青皮 五分 甘草 三分
- **가래 섞인 피, 갱년기장애, 상열, 정충, 불안, 습양, 음호종,** 산후변비, 월경불순, 혈도증, 대하, 노이로제, 불면증, 심계 항진증, 기울증, 결핵, 간염, 피부염, 간경변증, 간반, 면포, 불임증, 사지권태, 수충, 습증, 안면홍조, 인공유산후유증, 자궁후굴, 흑피증, 두통, 복통, 한열왕래, 갑상선기능항진증

감응원(下統 97) **積痢 久痢 赤白 膿血 及內傷生冷 霍亂 嘔吐**

- 積痢(大便)
- 丁香 木香 各二兩半 百草霜 二兩 杏仁去皮尖 百四十枚 肉豆蔻 二十枚 乾薑炮 一兩 巴豆去油酒煮 七十枚
- **적취, 고창, 식체빈발, 식체, 만성 소화불량,** 구토, 복통, 변비

경옥고(上統 61) **塡精 補髓 髮黑 齒生 萬神俱足 除百病**

- 益壽(身形) 通治(虛勞) 勞嗽(咳嗽)
- 生地黃取汁 十六斤 人蔘末 二十四兩 白茯苓末 四十八兩 白蜜煉 十斤
- **허약, 피로, 대변난, 노인성변비, 기핍,** 수족랭, 경지, 감기빈발, 설사빈발, 요통, 좌골신경통, 골다공증, 백발(白髮)

계지보허탕

- 계지탕+보허탕
- 桂枝 芍藥 生薑 大棗 一錢半 甘草 一錢 + 人蔘 白朮 各一錢半 當歸 川芎 黃芪 陳皮 各一錢 薑三片
- **산후지절통, 오한, 추위, 자한, 허약, 견통,** 식욕부진, 변비

계지가작약대황탕 治桂枝加芍藥湯證 而大實痛者. 寒下已止, 而大實痛者,

- 桂枝三錢 芍藥 生薑 大棗 一錢半 甘草 一錢 大黃 五分 ~二 錢
- **복만, 복통심, 견통, 변비**

계지가작약탕 桂枝湯證, 而拘攣劇者, 腹滿, 腹時痛者, 桂枝加芍藥湯主之

- 桂枝三錢 芍藥 生薑 大棗 一錢半 甘草 一錢
- **복만, 복통심, 견통, 식욕부진, 변비경향, 변비, 복통, 충수염, 성장통, 견비통, 근육통,** 좌섬, 쥐, 피로, 곤권, 요통, 슬통, 족번열,

공연단(下統 72) 痰飮 流注作痛 ① 一名[妙應丹]

- 流注(痰飮)
- 甘遂 大戟 白芥子 各等分
- **폐수종, 유주작통, 늑막염,** 부종, 변비

교밀탕(上統 80) 老虛人便秘

- 老人秘(大便)
- 蜜 一匙 葱 三本
- **변비, 노인성 변비, 허약인변비,** 피로, 허랭성 기침

구선왕도고(上統 27) 養神扶元 健脾進食

- 調補(內傷)
- 蓮肉 山藥炒 白茯苓 薏苡仁 各四兩 麥芽炒 白扁豆炒 芡仁 各二兩 柿霜 一兩 砂糖 二十兩
- **심신쇠약, 원기부족, 비위허약, 식욕부진,** 신경쇠약, 변비, 설사, 복통, 만성장염

궁귀탕(上統 112) 産前後諸疾 及血暈不省 橫 逆 死胎不下 血崩不止 臨月服之 縮胎易産 産後服之 惡血自下

- 川芎 當歸 各五錢
- **최산, 진통, 산후복통, 임신변비, 임신빈혈,** 산후 젖몸살, 자간, 산후빈혈, 마취형 호흡곤란, 기침,

귀기건중탕 治 虛勞 裏急 腹痛 夢遺 咽乾.

- 虛痛(腹) 虛痛(胸) 寒疝(前陰) 血瘀 加當歸 名(當歸建中湯)
- 白芍藥 五錢 桂枝 三錢 甘草炙 一錢 薑五片 棗四枚 + 黃芪 當歸 各一錢 黑糖 一兩熔化服
- **소아허약, 성장부진, 식욕부진, 복통, 성장통,** 족번열, 노인변비, 피로, 쥐, 복직근구급, 견비통, 코피, 야제, 감기빈발,

귀비탕(上統 66) 憂思 勞傷心脾 健忘 怔忡 ① 又治 每觸遺精

- 健忘(神) 不睡(夢) 崩漏(婦人帶下) 鬱火(婦人月經) 濕痒(前陰) 陰戶出(前陰) 每觸遺精(精) 不禁(小便) 陰虛面浮(面) 勞傷吐血(血)
- 當歸 龍眼肉 酸棗仁炒 遠志 人蔘 黃芪 白朮 白茯神 各一錢 木香 五分 甘草 三分 薑五片 棗二枚 氣不升降 加便香附 ② 虛火吐血 加熟地黃 五七錢 乾薑炒黑 一~二錢 ③ 崩帶日久 倍蔘 加地楡 荊防 升麻之類 不眠 加熟地 五~七錢
- **피부건조, 수장건조, 질건조, 성교통, 손톱균열, 손톱변형, 수장각질, 혈관연약, 자반증, 멍, 발뒤꿈치 균열, 이명, 풍치통, 갑상선기능저하증,** 건망, 정충, 불면, 천면, 다몽, 경계, 불안, 초조, 우울, 흉비, 짜증, 부정맥, 지맥, 신경과민, 신경쇠약, 항강, 두중, 두통, 건망, 현훈, 탈모, 혈색불량, 기립성 현훈, 주부습진, 충치, 치은염, 낭습, 사지무력, 수족랭, 변비, 잔변감, 식욕부진, 소화불량, 비듬, 피로, 기핍, 도한, 숨참, 지절통, 기상곤권, 복부경색, 생리복통, 수장한, 견비통, 수족저림, 음문소양, 냉대하, 구미, 야제, 입술 이완, 추락 골절상, 척추통, 월경불순, 수족번열, 갑상선기능항진증, 졸림, 간질

길경지각탕(中統 134) **痞氣胸滿不利 煩悶欲死 不論寒熱通用 又治 傷寒結胸**

- 氣結閉(大便) 痞氣(寒) 胸痞(胸)
- 桔梗 枳殼 各二錢 甘草 一錢 薑五片
- **흉비, 복만, <u>변비</u>,** 음주후 두통

난간전(上統 90) **肝腎寒 小腹疼痛 疝氣**

- 寒疝(前陰)
- 枸杞子 三錢 當歸 二~三錢 白茯苓 烏藥 小茴香 各二錢 肉桂 一~二錢 沈香或 木香 一錢
- **하복통, 하복랭, 냉대하, 요통,** 수족랭, 음문통, 음문소양, 생식기랭감, 하지궐랭, 자궁내막염, 생리통, 질염, 월경불순, 불임, 방광염, 소변장애, 혈뇨, 잔뇨감, 슬통, <u>변비</u>, 외한, 피로

단치소요산(中166) **治 月經不調 及血虛 五心煩熱 寒熱如瘧 潮熱(火)**

- 怔忡(神) 血虛發熱(婦人産後)
- 白朮 白芍藥 白茯苓 柴胡 當歸 麥門冬 各一錢 甘草 薄荷 各五分 薑三片
- **상열, 심계항진, 정충, 흉비, 흉민, 불면, 불안, 월경불순,** 안면홍조, 갱년기장애, 우울, 손저림, 짜증남, 하혈, 숨참, <u>변비</u>

달생산(中統 157) **孕婦臨月 服二十餘貼 易産 無病 ① 一名[縮胎飮]**

- 保産(婦人姙娠)
- 大腹皮酒洗 二錢 甘草炙 一錢半 當歸 白朮 白芍藥 各一錢 人蔘 陳皮 蘇葉 枳殼 砂仁 各五分 青葱 五葉
- **최산, 보산, 임신부종, 임신고혈압, 임신중독, 임부잔뇨감, 임부소변빈삭, 임부환도통, <u>임신변비</u>,** 임신 식욕부진, 태아역위, 산후부종, 고혈압, 설사, 하복통, <u>변비</u>, 두중, 여드름

당귀사역탕(中統152) 寒疝 臍下冷痛 ① 空心服

- 寒痛(腹) 寒疝(前陰)
- 當歸 一錢二分 附子炮 官桂 茴香 各一錢 白芍藥 柴胡 各九分 川楝子 玄胡索 白茯苓 各七分 澤瀉 五分
- **복통, 하복통, <u>변비</u>, 음탈감, 불임, 수족랭, 골반복막염, 동상, 냉증, 장산통,** 만성복막염, 자궁탈출, 편두통, 속쓰림, 천면, 대하, 급성신부전, 소변불리, 하복랭, 수족랭, 수족저림, 전립선비대증, 신장결석, 요통, 좌골신경통

당귀승기탕(下統 58) 陽狂奔走

- 癲狂(神)
- 當歸 大黃 各三錢半 芒硝 二錢半 甘草 一錢 薑五片 棗十枚
- **광증(狂症), <u>변비(便秘)</u>**

당귀윤조탕(보감) 當歸潤燥湯 一名潤燥湯. 治血燥, 大便秘澁.

- 當歸 大黃 熟地黃 桃仁 麻仁 (生)甘草 各一錢 生地黃 升麻 各七分 紅花 二分
- <u>**변비, 토분상 변비,** 장액부족형 변비</u>

당귀작약산(보감) 當歸芍藥散 治 妊娠心腹痛 及泄痢, 産前産後通用

- 白芍藥 二錢半 川芎 澤瀉 各一錢半 當歸 赤茯苓 白朮 各七分半
- **임신복통, 임신설사, 산전후부종, <u>산전후변비</u>, 식욕부진, 빈혈, 어지러움,** 부종

대건중탕 《金櫃.胸滿寒疝》心滿中大寒痛, 嘔不能飮食, 腹中寒, 上衝皮起出見 有頭足,

- 蜀椒 五分 乾薑 一錢二分半 人蔘 八分 膠飴 五錢
- **복통, 식욕부진, 복명, 소화불량, 구토, 고창, 복부팽만, 장무력,** 암수술후 장이완

대승기탕 治 傷寒裏證 大熱 大實 大滿 宜急下者用此

- 發狂(寒) 便燥血壅(頭) 熱痛(胸) 裏症(寒) 通治(大便) 偏頭痛(頭)
- 大黃四錢 厚朴 枳實 芒硝 各二錢先煎
- **변비, 고창, 두통, 두중, 심번, 고열,** 경련, 양광

대시호탕(下統 9) 少陽轉 屬陽明 身熱 便堅 尿赤 譫 潮

- 裏症(寒) 陽極似陰(寒) 實痛(腹)
- 柴胡 四錢 黃芩 白芍藥 各二錢半 大黃 二錢 枳實 一錢半 半夏 一錢
- **발열, 굳은변, 소변붉음, 변비, 복통, 심하비경,** 비만체질, 담결석, 간결석, 뇌일혈, 고혈압증, 전간, 천식, 간염, 견관절주위염, 견비통, 뇌염, 늑간신경통, 신결석, 담마진, 심하동통, 원형탈모증, 위산과다 및 부족증, 위약, 유행성감기, 이농난청, 정신이상, 황달, 극렬두통, 반신불수, 간염, 복만, 협하만통, 조열, 토사, 후중, 발열, 오심, 현훈, 졸도, 위경련, 소화불량, 고열, 뇌막염, 섬어, 코피

대영전(上統 47) 眞陰虧損 及婦人經遲血少 筋骨心腹疼痛

- 經遲(婦人月經) 通治(虛勞)
- 熟地黃 三~五~七錢 當歸 二~三~五錢 枸杞子 杜仲 各二錢 牛膝 一錢半 肉桂 一~二錢 炙甘草
- **경지, 경소, 생리중단, 불임, 유방발육 부진,** 요통, 엉치통, 전신통, 지절통, 두통, 견비통, 하지통, 생리통, 대하, 하복통, 무기력, 피로, 현훈, 불면, 부종, 부정맥, 전신곤권, 구내염, 탈모, 야간뇨, 기면, 저림

대조죽(향약집성방) 驚悸門

- 驚悸諸症 治 中風 驚恐虛悸 如人將補之 四肢沈重 補益
- 大棗 七枚
- **불면, 놀람, 노인변비,** 울화

대화중음(下統 25) 食滯積聚

- 食傷(內傷)
- 山査肉 麥芽 各二錢 陳皮 厚朴 澤瀉 各一錢半 枳實 一錢 砂仁 五分
- **소화불량, 가스참, 속답답함, 식욕부진, 명치통, 건구역,** 오심, 피로, 현훈, 두통, 기미, 피부병

대황감초탕

- 大黃甘草湯(상한론) 大便秘結 急迫者' '食已卽吐者 大黃甘草湯主之
- 大黃 三錢 甘草一錢半
- **변비, 변비성 소아구토, 복부팽만, 식욕부진,** 고열, 두중

대황목단피탕(金匱要略) 治 腸癰 忧遲緊 膿未成 可下之

- 瓜蔞仁五錢 大黃二錢 牧丹皮一錢半 芒硝 桃仁一錢
- **장옹(腸癰) 급성충수염(急性蟲垂炎), 우하복통,** 압통(壓痛), 변비, 하복부 염증

도인승기탕(下統 13) 血結膀胱 小腹結急 便黑 譫語

- 血結閉(大便) 血結(寒) 血積(積聚) 血疝(前陰) 積血吐血(血) 瘀血痛(牙齒) 膿血痢(大便) 癲狂(神)
- 大黃 三錢 桂心 芒硝 各二錢 甘草 一錢 桃仁留尖 十枚
- 熱結腸胃 便秘 檳榔 郁李仁末 調服 ①癲狂實熱 靑礞石 調服
- **변비, 치질, 항문주위염,** 월경불순, 월경곤란, 부인병, 담마진, 급성대장염, 방광염, 방광결석, 천식, 혈도증, 히스테리, 타박증, 현훈, 치통, 견응, 요통, 좌골신경통, 안병, 월경통, 대하, 뇌출혈, 고혈압증, 동맥경화증, 적리, 불임증, 동상, 비반증, 무좀, 습진, 신결핵, 유산벽, 인공유산후유증, 자궁내막염, 자궁하수 및 탈출, 자궁후굴, 치조농루, 탈저, 태반잔류, 포상기태, 황달출혈성스피로헤타병, 후진통, 하복통, 경폐, 여드름, 자궁근종, 흑변, 미친병

만억환(下統 99) **大人小兒食滯 無所不可 瘧痢亦可**

- 積痢(大便)
- 寒食麵 朱砂 巴豆霜 各五錢
- **적취, 소화불량, 복통, 설사, 변비, 고창,** 졸도, 이질

밀전(보감) 蜜煎. 蜜煎導法,

- 微火煎如飴 捻作錠 如棗核樣 納穀道中 用手按住 欲大便時去之 ［《仲景》］
- 取 白蜜 七合 如棗核樣
- **노인변비, 허약자변비, 응급좌약**

반하백출천마탕(中統115) **脾胃虛弱 痰厥 頭痛如裂 身重如山 四肢厥冷 嘔吐眩暈**

- 痰厥痛(頭) 痰暈(頭)
- 半夏 陳皮 麥芽 各一錢半 白朮 神麯炒 各一錢 蒼朮 人蔘 黃芪 天麻 白茯苓 澤瀉 各五分 乾薑 三分
- 黃柏酒洗 二分 薑五片
- **현훈, 두통, 두중, 안통, 뇌부종, 불면, 불안, 경계, 다몽, 위통, 명치통, 복통, 소화불량, 오심, 트림, 구토, 건구,** 식체빈발, 차멀미, 대변빈번, 설사, 연변, 변비, 부종, 전신곤권, 신중, 피로, 생리통, 항강, 하지떨림, 편도염, 식욕부진, 비염

방풍통성산(下統 4) **諸風熱 或瘡疹黑陷 或風熱瘡疥 頭生白屑 面鼻紫赤 肺風瘡 大風癩疾 或熱結二便不通 並解酒毒**

- 大頭瘟(寒) 大風瘡(諸瘡) 頭瘡(諸瘡) 鼻淵鼻衄(鼻) 鼻痔鼻瘡(鼻) 濕熱(濕) 濕熱痛(頭) 實乳蛾(咽喉) 楊梅瘡(諸瘡) 熱症(風) 熱閉(大便) 熱暈(頭) 癮疹(皮) 二便閉(大便) 癲狂(神) 諸瘡(小兒) 喘嗽(小兒麻疹) 風熱耳鳴(耳)
- 滑石 一錢七分 甘草 一錢二分 石膏 黃芩 桔梗 各七分 防風 川芎 當歸 赤芍藥 大黃 麻黃 薄荷 連翹 芒硝 各四分半 荊芥 白朮 梔子 各三分半
- **여드름, 피부병, 만성 난치성피부염, 편도염, 인통, 변성, 고열, 비색, 코골이, 구미,** 태열, 피부종창, 진물, 흑암, 통풍, 뇌출혈, 고혈압증, 고지혈증, 동맥경화증, 변비증, 주사비, 치질, 피부병, 축농증, 안병, 당뇨병, 천식, 비만증, 각기, 단독, 독두, 지방심, 만성신염

보중익기탕(上統 22) 勞役太甚 或飮食失節 身熱 自汗

- 少氣(氣) 勞傷(內傷) 補益(內傷) 五軟(小兒) 顖陷(小兒) 氣虛熱(火) 諸熱(小兒) 潮熱(火) 自汗(津液) 注夏(暑) 虛暈(頭) 陽虛痛(頭) 瘴濕(濕) 滑泄(大便) 虛痢(大便) 休息痢(大便) 久痢(大便) 便血(血) 吐瀉(小兒) 泄瀉(小兒痘瘡) 脫肛(後陰) 虛痔(後陰) 陰脫(婦人產後) 陰戶出(前陰) 飮卽小便(小便) 氣虛尿澁(小便) 不禁(小便) 莖中痒痛(小便) 子淋(婦人姙娠) 血淋(小便) 不通(小便) 交腸症(小便) 血枯(婦人月經) 虛寒(婦人帶下) 小腹常墜(婦人姙娠) 胎動(婦人姙娠) 內傷外感(寒) 鼻塞鼻痛(鼻) 口糜(口舌) 氣虛麻木(皮) 內障(眼) 痢後寒嗽(咳嗽) 虛瘧(瘧疾)
- 黃芪 一錢半 人蔘 白朮 甘草 各一錢 當歸身 陳皮 各五分 {升麻 柴胡}並酒洗 各三分
- 去芪朮 加熟地 山藥 名補陰益氣煎

⑫ 汗多 加桂枝 二錢 防風 一錢 浮小麥 烏梅

⑬ 氣虛尿澁 加檳榔 木香 或加 車前子 澤瀉

⑭ 虛痢下重 加檳榔 木香 黃連 或加吳茱萸, 腹痛 加桂心 有熱 加大黃微 利之

⑮ 氣虛潮熱 倍柴胡 加鱉甲

- **무기력, 탈기, 곤권, 신중, 무력, 소성(小聲), 졸음, 안혼, 피로, 현훈, 식욕부진, 소화불량, 위무력, 연변,** 도포, 폐결핵, 늑막염, 복막염, 하수, 치질, 탈항, 말라리아장열, 위하수, 자궁하수, 도한, 자한, 허약, 기핍, 산후기핍, 임신허약, 하시무력, 하복통, 맹장염, 내변난, 변비, 분돈, 선신랭, 수족랭, 수상한, 랄한, 소변빈삭, 소변난, 배뇨통, 잔뇨감, 오줌소태, 방광염, 전신통, 수족부종, 피부소양, 감기, 콧물형감기, 알레르기성비염, 경소(經少), 월경불순, 자반병

보허탕(上統 116) 產後當 大補氣血 雖有雜症 末治之

- 產後虛勞(婦人產後) 主治(婦人產後)
- 人蔘 白朮 各一錢半 當歸 川芎 黃芪 陳皮 各一錢 甘草 七分 薑三片
- ① 熱輕 倍加茯苓 ② 熱重 加酒 芩 ③ 熱甚 加乾薑炒黑 引藥 入肝 生血
- 氣虛上喘 倍加人蔘 一~二兩 加桂附 乾薑炒黑, 不計貼數 速用救之
- ④ 兼眩 加荊芥 ⑤ 煩熱 加柴胡 ⑥ 凡產後百病 隨症加減 專在此藥
- **산후허약, 산후기핍, 소파수술후 기핍, 탈기, 자한, 부종, 숨참, 곤권, 신중, 식욕부진, 산후현훈,** 전신통, 지절통, 요통, 유산예방, 임신보약, 일반보약, 임신오조, 변비

부익지황원(上統 103) **血虛 月水不調 不能受孕**

- 求嗣(婦人姙娠)
- 熟地黃酒蒸 八兩 香附子酒醋童便長流水分四浸製 五兩 山藥 山茱萸酒蒸 益母草酒焙 當歸酒洗 各四兩 白茯苓 牧丹皮 丹參酒洗 各三兩 澤瀉酒蒸 吳茱萸炮 肉桂 各二兩
- **월경불순, 불임, 냉, 변비**

비급환(下統 151) **治 諸卒暴死 暴疾百病 及中惡 客忤 鬼擊 口噤 奄忽氣絶**

- 積聚(積聚)
- 大黃 乾薑 巴豆霜 各一兩
- **소화불량성 구급약, 변비, 대변난, 적취,** 창만, 복통, 졸도

사마탕(下統104) 氣滯便秘

- 氣結閉(大便) 七氣(氣) 便秘(婦人産後) 衝上(足) ※육마탕(六磨湯) : 氣痢(大便)
- 檳榔 沈香 木香 烏藥 各等分
- **변비, 식욕부진, 소화불량, 복통빈발**

사물탕(上統68) **通治血病 ① 脚痛血熱 加知柏·牛膝 ② 虛痒 加黃芩 調浮萍草末服 ③ 春倍川芎 夏倍芍藥 秋倍地黃 冬倍當歸 ④ 春加防風 夏加黃芩 秋加天門冬 冬加桂枝**

- 通治(血) 通治(眼) 肝虛(虛勞) 陰虛(虛勞) 陰虛火動(火) 骨蒸(火) 不調(婦人月經) 瘦怯者(婦人姙娠) 陰戶腫(前陰) 子癎(婦人姙娠) 子瘖(婦人姙娠) 兒枕痛(婦人産後) 血崩(婦人産後) 陰脫(婦人産後) 風痓(婦人産後) 頭痛(婦人産後) 泄痢(婦人産後) 消乳(乳) 麻木(皮) 虛痒(皮) 通治(消渴) 腎風瘡(諸瘡) 乾嗽(咳嗽) 勞嗽(咳嗽) 血嗽(咳嗽) 陰虛喘(咳嗽) 肺脹肺痿(咳嗽) 不利(小便) 血淋(小便) 尿血(血) 交腸症(小便) 赤白濁(小便) 熱閉(大便) 腸風(後陰) 脫肛(後陰) 虛痢(大便) 轉筋(霍亂) 通治(小兒痲疹) 起脹貫膿(小兒痘瘡) 痘後瘖(小兒痘瘡) 口糜(口舌) 虛乳蛾(咽喉) 偏頭痛(頭) 背痛(背) 虛痛(脇) 食痛(腰) 癱瘓(風) 血熱(足) 厥陰(瘧疾) 誤呑諸蟲(咽喉)
- 熟地黃 白芍藥 川芎 當歸 各一錢二分半
- **월경불순, 월경통, 월경과다, 난소염, 난관폐쇄증, 자궁내막염, 혈각기, 건성피부염, 빈혈, 복통, 자궁출혈, 복괴, 태동불안, 산후오로불하, 하복긴통, 간반, 두통, 무력체질, 변비, 사지번열, 신결석증, 신결핵, 유즙결핍증, 주부습진, 피부소양, 아토피성피부염, 요통, 팔저림, 불면증, 변비, 신중(身重), 현훈, 코피, 조열(潮熱)**

➕ 삼기탕(上統 71) **氣虛 遺尿**

- 不禁(小便)
- 人蔘 黃芪蜜炒 白茯苓 當歸 熟地黃 白朮 陳皮 各一錢 益智仁 八分 升麻 肉桂 各五分 甘草三分 薑三片 棗二枚
- ① 老人 加附子
- **소변잔력감, 요실금, 소변불리, 소변불금, 소변빈삭, 유뇨, 야뇨, 하복통, 발기위약, 음탈, 음문통, 임신하혈, 치핵, 소화불량, 배통, 이명**

➕ 삼출건비탕(上統 21) **健脾 養胃 運化飮食**

- 補益(內傷)
- 人蔘 白朮 白茯苓 厚朴 陳皮 山査肉 各一錢 枳實 白芍藥 各八分 砂仁 神麯 麥芽 甘草 各五分 薑三片 棗二枚, 氣虛 倍加人蔘
  ① 腹冷動蛔 加薑 桂 烏梅 花椒
- **소화기허약, 소화불량, 변비, 식욕부진, 식체빈발, 복통, 속쓰림, 명치통, 대변불규칙, 구취, 두중, 신중, 두통, 면부종, 다몽, 흉몽, 야제, 피로, 체중감소, 피부건조**

➕ 삼화산(中統 88) **諸氣鬱滯 或脹或痛**

- 衝上(足) 便閉(大便) 氣痛(氣)
- 川芎 一錢 沈香 蘇葉 大腹皮 羌活 木瓜 各五分 木香 白朮 檳榔 陳皮 甘草炙 各三分
- **소화불량, 변비, 가스참, 변비, 부종, 장산통, 근경련, 요통, 헤르니아, 음낭련통, 이변불통, 각기**

➕ 생료사물탕(中統 170) **諸瘡**

- 諸瘡(小兒)
- 生地黃 赤芍藥 川芎 當歸 防風 各三分 黃芩 薄荷 各二分
- 熱毒 加 惡實 金銀花
- **피부발진, 피부건조, 피부소양, 태열, 아토피성피부염**

소건중탕(上統 45) 虛勞 裏急 腹痛 夢遺 咽乾

① 自汗 加黃芪 名(黃芪建中湯) ② 血瘀 加當歸 名(當歸建中湯)

③ 合(理中湯) 名(建理湯) 治 虛冷 腹痛

- 虛痛(腹) 虛痛(胸) 自汗(津液) 寒疝(前陰) 厥陰(瘧疾)
- 白芍藥 五錢 桂枝 三錢 甘草炙 一錢 薑五片 棗四枚 黑糖 一兩熔化服
- 積氣疝氣上攻 加茴香 吳茱萸 胡椒 玄胡索 全蝎之類

④ 蚘厥 加龍眼肉 五錢 花椒 烏梅 使君子之類 ⑤ 虛甚 加人蔘 三~五錢

※ 황기건중탕黃芪建中湯 : 內傷發斑皮 勞傷內傷 脾腎泄大便 血汗血

- **하복통, 산통, 식욕부진, 성장부진, 호흡곤란, 족번열, 발열, 족통, 족부부종, 노인변비, 혈변, 피로, 쥐, 생리통, 소변실금, 잠꼬대, 몽유병, 좌골신경통, 선병징, 신경쇠약, 심계항진, 편도선비대증, 아데노이드, 나력, 폐문임파선종창, 결핵성복막염, 위아토니, 위하수, 위산과다증, 위궤양, 위암, 소화불량, 복통, 황달, 탈장, 탈항, 야뇨증, 천식, 코피, 야제, 각기, 저혈압, 고혈압, 자반증, 안저출혈, 프렉텐성결막염, 관절염, 빈혈, 폐결핵, 폐결핵성제질환, 허약아감모**

소승기탕(下統 8) 傷寒裏證 小熱 小實 小滿 宜緩下者

- 裏症(寒)
- 大黃 四錢 厚朴 枳實 各一錢半
- **변비, 고창, 두통, 두중, 심번, 고열, 경련, 양광, 수족마비**

소요산(中統 166) 月經不調 及血虛 五心煩熱 寒熱如瘧

- 潮熱(火) 怔忡(神) 血虛發熱(婦人産後)
- 白朮 白芍藥 白茯苓 柴胡 當歸 麥門冬 各一錢 甘草 薄荷 各五分 薑三片 血熱 加鱉甲 尤妙
- **조열, 정충, 혈허발열, 월경불순, 우울, 상기, 흉비, 흉민,** 불면증, 신경쇠약, 하혈, 변비, 수족랭, 식욕부진, 설사, 불안, 초조, 흉통, 부종, 숨참, 인후통, 짜증남, 안면홍조, 면열, 발한, 두통, 한숨, 손저림, 두중, 호흡곤란, 항강, 피로, 두피열감, 고혈압, 현훈, 슬통, 편두통, 오심, 랭두통, 복통, 신경질

소풍순기원(보감) 治 腸胃積熱, 二便燥澁, 諸風秘, 氣秘皆治之. 老人秘結尤宜.

- 此藥專治 大便秘澁 眞良方也 久服 精神康健 百病不生 尤宜老人 《得效》
- 大黃酒蒸曬七次 五兩 車前子炒 二兩半 郁李仁 檳榔 麻子仁微炒 兎絲子酒製 牛膝酒洗 山藥 山茱萸 各二兩 枳殼 防風 獨活 各一兩 右爲末 蜜丸梧子大 每五七十丸 空心 茶酒米飮任下
- **노인변비, 토분상변비, 만성변비,** 변비겸 허약, 노인식욕부진

수태지감산(보감) 瘦胎枳甘散 孕婦八九月內, 胎氣壅滿, 宜常服之, 滑胎易產.

- 枳殼 五兩 甘草 一兩 右爲末 每二錢 白湯點服 或加香附一兩 尤妙 《入門》
- **이산(易産), 임신말기 변비, 임신복만,** 장무력성 변비

양격산(下統21) 積熱 煩燥 口舌生瘡 腸胃燥澁 便尿秘結

- ① 積熱齦腫 加知母 石膏 升麻 大黃
- 積熱(火) 實乳蛾(咽喉) 口糜(口舌) 心熱口苦(口舌) 齦腫(牙齒) 二便閉(大便) 孕婦傷寒(寒)痰盛(風) 暴瘖(風)
- 連翹 二錢 大黃 芒硝 甘草 各一錢 薄荷 黃芩 梔子 各五分 蜜少許 竹葉七片
- **급성열병, 구내염, 인통, 대소변폐, 안충혈, 안기나, 두창, 피부병, 토혈, 육혈, 뇌증, 디프테리아**

오적산(中統13) 感傷風寒 頭身痛 四肢逆冷 胸腹作痛 嘔瀉 或傷生冷

- 陰症(寒) 結胸(寒) 感冒風寒(婦人産後) 冷積(積聚) 冷滯(內傷) 食滯(婦人産後) 寒痛(腹) 冷痛(胸) 臍腹(腹) 虛痛(脇) 血痛(胸) 脾腎泄(大便) 寒痢(大便) 經來身痛(婦人月經)五臟虛下(婦人帶下) 寒疝(前陰) 風痛(腰) 挫閃(腰) 鶴膝風(足) 痰滯(足) 通治(足)寒濕(足) 風寒濕(濕) 太陽(瘧疾) 寒痰(痰飮)
- 蒼朮 二錢 麻黃 陳皮 各一錢 厚朴 桔梗 枳殼 當歸 乾薑 白芍藥 白茯苓 各八分 川芎 白芷 半夏 桂皮 各七分 甘草 六分 薑三片 葱三本
- **냉증복합 장애, 감기, 소화불량, 식욕부진, 생리불순, 대하, 제복통,** 유행성감기, 비색, 콧물, 재채기, 기침, 가래, 인통, 변성, 발열, 오한, 몸살, 후비루, 전신통, 지절통, 견통, 두통, 안통, 엉치통, 하지통, 요통, 좌섬요통, 좌골신경통, 각기, 생리통, 생리불순, 대하, 흉통, 제복통, 제복경색, 하복통, 소복랭감, 슬통, 발목통, 족랭, 다리저림, 도한, 식상, 소화불량, 식욕부진, 오심, 복명, 심하비, 만성위장병, 위카타르, 분

돈, 산기, 세변, 대변난, 설사, 설사빈발, 잔뇨감, 알레르기성비염, 비후성비염, 부비강염, 기관지천식, 두중, 불임, 한랭성 피부염, 심장성천식, 만성심장병, 심장판막증, 자궁암, 허약체질, 육미지황원의 이상반응시, 소아마비

조경산[온경탕](上統97) **治 月候不調 ① 一名[溫經湯] 一名[千金調經湯]**

- 不調(婦人月經)
- 麥門冬 二錢 當歸 一錢半 人蔘 半夏 白芍藥 川芎 牧丹皮 各一錢 阿膠珠 甘草炙 各七分半 吳茱萸 肉桂 各五分 薑三片
- **월경불순, 월경통, 불임증, 자궁출혈, 자궁발육부전,** 유산벽, 갱년기장애, 난소기능부전, 대하, 어린건선, 노이로제, 혈도증, 신경증, 동상, 월경기간 중 하리, 수장건조, 하복불쾌감, 요통

온백원(積聚門) **治 積聚 癥癖 黃疸 鼓脹十種 水氣八種 痞塞五種 淋疾九種 心痛 遠年瘧疾 及療七十五種風 三十六種尸 痓 癲 狂 邪祟 一切腹中諸疾**

- 川烏(炮)二兩半 吳茱萸 桔梗 柴胡 菖蒲 紫菀 黃連 乾薑炮 肉桂 川椒炒 巴豆霜 赤茯苓 皂莢炙 厚朴 人蔘 各五錢
- **식적, 식체, 소화불량, 변비, 대변불통, 하복팽만, 도포, 고창, 분돈, 하복경결, 하복적괴, 부종,** 소변불리, 복수, 숨참, 현훈, 두통, 두중, 복랭, 기미, 정신이상, 졸도, 의식불명,

우슬전(中統 78) **邪散而氣血微虛**

- 久瘧(瘧疾)
- 當歸 陳皮 各三錢 牛膝 二錢
- **변비,** 학질

우슬탕(下統 156) **產後胞衣不下 腹滿卽殺人**

- 胞衣不下(婦人姙娠)
- 冬葵子 滑石 各二錢 木通 當歸 牛膝 瞿麥 各一錢半
- **태반불하, 변비**

우황청심원(中統 7) 卒中風 不省人事 痰涎壅塞 精神昏憒 語言蹇澁 口眼喎斜 手足不遂

- 救急(風) 癲狂(神) 脊熱夢遺(精)
- 山藥 七錢 甘草炒 五錢 人蔘 蒲黃炒 神麯炒 各二錢半 犀角 二錢 大豆黃卷炒 官桂 阿膠炒 各一錢七分半 白芍藥 麥門冬 黃芩 當歸 防風 朱砂水飛 白朮 各一錢半 柴胡 桔梗 杏仁 白茯苓 川芎 各一錢二分半 牛黃 一錢二分 羚羊角 麝香 龍腦 各一錢 石雄黃 八分 白蘞 乾薑炮 各七分半 金箔 一百二十片內四十片爲衣 大棗 二十枚蒸取肉硏膏
- **의식불명, 졸도, 전신무력, 사지경색, 전신마비, 자율신경실조증, 불면증, 경계, 정충, 불안,** 신경성심계항진, 경풍, 중풍, 심장마비, 정신불안정, 광란, 호흡곤란, 집중곤란, 말더듬, 실어증, 몽유병, 아관긴급, 초조, 우울, 상기, 고열, 현훈, 야제, 코피, 식체, 구토, 복통, 설사, 다한, 숙취, 숙취후유증, 대변난, 변비, 음주후 위통, 항강, 신중, 두중, 두통, 전신통, 사독(蛇毒), 견비통, 신체통

윤혈음(上統 79) 老虛人便秘

- 老人秘(大便)
- 牛膝酒洗 肉蓯蓉 當歸 各二錢 枳殼 郁李仁 各一錢半 升麻酒洗 一錢 薑三片
- **노인변비, 토분상 변비,** 이유식 변비, 소아 변비,

을자탕 (勿誤藥室方函) 痔痛, 痔出血, 脫肛, 陰部瘙痒疼痛

- 大黃 五分~一錢半 시호 二錢 升麻 七分半 甘草 黃芩 各一錢半 當歸 三錢
- **실증치질, 치핵, 치질통증, 항문통, 항문주위염, 항문종양, 항문가려움, 탈항,** 실증변비, 음부소양

인삼양영탕(上統 35) 勞損 氣血不足 氣短 少食 寒熱 自汗

- 陰陽虛(虛勞) 短氣(氣) 自汗(津液) 潮熱(火)
- 白芍藥酒炒 二錢 當歸 人蔘 白朮 黃芪蜜炒 肉桂 陳皮 甘草炙 各一錢 熟地黃 五味子 防風 各七分半 遠志 五分 薑三片 棗二枚
- **병후쇠약, 피로, 식욕부진, 허약, 원기부족,** 빈혈, 피로, 수술후무기력, 정충, 항강, 견통, 요통, 두중, 기상곤권, 전신통, 변비, 복통, 소화불량, 현훈, 쥐, 가위눌림, 월경불순, 생리통, 소변빈삭, 코피, 족랭, 동상, 지맥

자상환(中統 177) 治 食癎 及痰癖 不嘔 而吐

- 癲癎(小兒) 腹脹(小兒)
- 代赭石醋煆七次 赤石脂 各一兩 巴豆 三十粒去皮油爲霜 杏仁去皮尖 五十枚
- **소화불량성 변비, 복창,** 간질, 경기(驚氣), 구토, 복통, 창만(脹滿), 소화불량

자소음(中統 160) 子懸 及氣結難産

- 子懸(婦人姙娠) 孕婦傷寒(寒) 保産(婦人姙娠) 催産(婦人姙娠) 孕痲(小兒痲疹) 衝上(足)
- 紫蘇葉 二錢半 人蔘 大腹皮 川芎 陳皮 白芍藥 當歸 各一錢 甘草 五分 薑四片 葱三莖
- **임신감기, 기침, 가래, 비염, 콧물, 코막힘, 재채기, 불문향취, 목쉼, 발열, 오한, 입덧, 구토, 오심, 복통, 소화불량, 식사전폐, 전신통, 두통, 인통, 견비통, 현훈, 무기력, 무서움, 변비, 팔저림, 알레르기성비염, 복부경결, 소변불리**

자윤탕(下統1) 風中臟 二便閉 先服此 後以[愈風散]調理

- 中臟二便閉(風)
- 當歸 生地黃 枳殼 厚朴 檳榔 大黃 麻仁 杏仁 各一錢 羌活 七分 紅花酒焙 三分
- **변비, 노인변비, 소아변비, 만성변비,** 배변통, 항문통, 하복통

작약감초탕(上統 86) 小兒肝氣

- 通治(腹) 肝氣(小兒) 感冒(小兒)
- 白芍藥 四錢 甘草炙 二錢
- **손발 쥐, 근육경련, 위경련, 비복근경련, 근육통, 전신통, 종아리통, 소아복통,** 하지통, 슬통, 발꿈치통, 오십견, 심장통, 안통, 안충혈, 복통, 이갈이, 틱, 변비, 설사, 야제, 경기, 소아감기, 불면증, 담배금단증, 피로, 항강, 하지저림, 하지통, 하지마비, 하지무력, 보행곤란, 잔변감, 피부소양, 딸꾹질, 항문통

제천전(上統 78) **病涉虛損 而便秘 ① 氣虛 加人蔘 ② 有火 加 黃芩 ③ 腎虛 加熟地黃**

- 老人秘(大便)
- 當歸 三~五錢 肉蓯蓉 二~三錢 牛膝 二錢 澤瀉 一錢半 升麻 枳殼 各五~七分
- **노인변비, 허약인 변비, 토분상변비,** 변비

조경산(上統 97) **月候不調 ① 一名[溫經湯] 一名[千金調經湯]**

- 不調(婦人月經)
- 麥門冬 二錢 當歸 一錢半 人蔘 半夏 白芍藥 川芎 牧丹皮 各一錢 阿膠珠 甘草炙 各七分半 吳茱萸 肉桂 各五分 薑三片
- **월경불순, 월경통, 불임증, 자궁출혈,** 갱년기장애, 난소기능부전, 혈도증, 자궁발육부전, 유산벽, 대하, 어린이건선, 노이로제, 신경증, 동상, 월경기간 중 하리, 수장건조, 하복불쾌감, 요통

조위승기탕 傷寒裏症 便硬 尿赤 譫 潮

- 便硬 尿赤 譫語 潮熱
- 大黃四錢 芒硝二錢 甘草一錢
- **열성변비, 고창(鼓脹), 두통, 두중, 심번, 고열, 경련, 양광,**

조중이기탕(下統 96) **虛痢氣弱**

- 子痢(婦人姙娠) 虛痢(大便)
- 白朮 枳殼 白芍藥 檳榔 各一錢 蒼朮 陳皮 各八分 厚朴 七分 木香 五分
- **소화불량, 변비, 오심, 부종,** 피로, 복부팽만, 식욕부진,

지궁산(中統 147) **左脇刺痛**

- 左痛(脇)
- 枳實 川芎 各五錢 甘草 二錢半
- **협통,** 변비

지실작약산 (金櫃) 治 腹滿拘攣 或痛者 産後腹痛, 煩滿不得臥, 枳實芍藥散主之.

- 枳實(燒令黑 勿太過) 芍藥 一錢半 等分
- **산후복통, 복만, 변비,** 대변난, 하복통, 월경통, 두드러기, 지방간,

(지작)대영전 眞陰虧損 及婦人經遲血少 筋骨心腹疼痛

- 經遲(婦人月經) 通治(虛勞)
- 熟地黃 三~五~七錢 當歸 二~三~五錢 枸杞子 杜冲 各二錢 牛膝 一錢半 肉桂 一~二錢 炙甘草 一~二錢
- **경지, 경소, 생리중단, 불임, 유방발육 부진, 요통, 엉치통,** 전신통, 지절통, 하지통, 생리통, 대하, 하복통, 수족저림

칠제향부환(下統 153) 月候不調 結成癥瘕

- 不調(婦人月經)
- 香附子 十四兩
- **생리감소, 생리통, 생리불규칙,** 변비, 변혈, 대변난, 치핵, 흉비, 상기, 알레르기성피부염, 견통, 다리저림, 팔저림, 어깨저림, 피부건조, 발뒤꿈치균열, 피로, 자궁낭종

통경탕(下統 154) 月閉

- 血閉(婦人月經)
- 當歸 川芎 白芍藥 生乾地黃 大黃 官桂 厚朴 枳殼 枳實 黃芩 蘇木 紅花 各七分 薑三片 棗二枚
- **월경중단, 월경불순, 변비,** 신중

통도산(보감) 通導散 治傷損極重, 大小便不通, 心腹脹悶, 宜用此, 下瘀血.

- 右剉 作一貼 水煎 空心服 《醫鑑》
- 大黃 芒硝 各二錢 當歸 蘇木 紅花 桃仁 各一錢 厚朴 陳皮 木通 枳殼 甘草 各五分
- **타박손상, 압도상, 추락상, 대소변 불통, 심복창만, 완고성 변비,** 실증변비

통유탕(下統 103) 幽門不通 大便難

- 便閉(大便)
- 升麻 桃仁 當歸身 各一錢半 生地黃 熟地黃 各七分 甘草 紅花 各三分 或郁李仁 或黑丑頭末 調服亦可
- **변비, 토분상변비**

팔물탕(上統 32) 氣血兩虛

- 陰陽虛(虛勞) 自汗(津液) 半產(婦人姙娠) 陰脫(婦人產後) 風痓(婦人產後) 譫語(婦人產後) 子瘧(婦人姙娠) 便秘(婦人產後) 解顱(小兒) 疳疾(小兒) 臁瘡(諸瘡) 煩渴(癰疽) 乳癰(乳) 咳唾喀血(血) 血淋(小便) 不通(小便) 酒傷(內傷) 休息痢(大便) 上氣逆氣(氣)
- 人蔘 白朮 白茯苓 甘草 熟地黃 白芍藥 川芎 當歸 各一錢二分
- 子瘧日久 倍蔘熟 加柴胡 條芩 砂仁 ③ 汗多 加桂枝 黃芪 防風 ④ 頭痛 加天麻 細辛
- **허약, 빈혈, 위약, 식욕부진, 임신허약, 전신쇠약,** 불임증, 병후쇠약, 피로, 졸음, 현훈, 신중, 요통, 부종, 월경통, 대하, 무기력, 임신빈혈, 손 감각이상, 원형탈모증, 우울증

팔미지황원 治命門 陽虛

- 腎虛(虛勞) 腎虛痛(腰) 先天不足過服冷藥(精) 色傷(聲音) 陰冷(前陰) 解顱(小兒) 孕婦轉脬(婦人姙娠) 不禁(小便) 莖中痒痛(小便) 不通(小便) 血淋(小便) 腎癰(癰疽) 陰虛痛(頭) 陰虛面浮(面) 陰症發斑(皮) 脫肛(後陰) 風寒喘(咳嗽) 寒痰(痰飮) 鶴膝風(足) 齒血衄(血) 通治(風)
- 熟地黃 八兩 山藥 山茱萸 各四兩 白茯苓 牧丹皮 澤瀉 各三兩 肉桂 附子炮各一兩
- **노인허약, 야간소변, 양허요통, 양허슬통, 족냉, 슬냉통,** 발기부전, 소변빈삭, 소변난, 소변실금, 유정, 코피, 근시, 이명, 변비, 사지번열, 폐결핵
- ※ 육미지황원六味地黃元 或 팔미원八味元 : 陰黃黃疸

팔정산(下統 79) 膀胱積熱 小便癃閉

- 熱淋(小便) 尿血(血) 不通(小便) 關格(小便) 下焦熱(火) 陰蝕瘡(諸瘡)
- 瞿麥 大黃 木通 萹蓄 滑石 梔子 車前子 甘草 燈心 各一錢
- **소대변불통 실증방광염, 요도염, 소변불통, 소변난, 소변빈삭,** 잔뇨감, 배뇨통, 혈뇨, 하복팽만통, 방광통, 부종, 전립선암, 전립선비대, 요로결석, 요도협착

파두단(동의사상신편) 소음인방

- 巴豆 1粒 去殼 溫水
- **적취, 변폐,** 만성소화불량, 중풍 이변폐, 비기결흉, 곽란, 하사태

변비 처방에 담긴 질환별 색인

ㄱ

근육통 - 계지가작약탕, 작약감초탕, 쌍화탕

급성대장염 - 도인승기탕

급성신부전 - 당귀사역탕

급성열병 - 양격산

급성충수염(急性蟲垂炎) - 대황목단피탕, 온백원

기관지천식 - 오적산

기립성 현훈 - 귀비탕, 보중익기탕, 십전대보탕

기면 - 대영전, 귀비탕

기미 - 대화중음, 온백원

기상곤권 - 귀비탕, 인삼양영탕, 보중익기탕

기울증 - 가미소요산

기침 - 궁귀탕, 오적산, 자소음

기핍 - 경옥고, 귀비탕, 보중익기탕

ㄴ

나력 - 소건중탕

난관폐쇄증 - 사물탕, 통경탕

난소기능부전 - 조경산[온경탕], 대영전

난소염 - 사물탕, 난간전

낭습 - 귀비탕, 가미귀비탕

냉 - 부익지황원

냉대하 - 귀비탕, 난간전, 당귀작약산

냉증 - 당귀사역탕

냉증복합 장애 - 오적산

노이로제 - 가미소요산, 조경산[온경탕]

노인변비, 노인성 변비 - 교밀탕, 귀기건중탕, 대조죽, 밀전, 소건중탕, 소풍순기원, 윤혈음, 자윤탕,

ㄷ

ㄹ

ㅁ

ㅂ

방광염 - 난간전, 도인승기탕, 보중익기탕, 팔미지황원

방광통 - 팔정산

배뇨통 - 팔정산, 보중익기탕

배변통 - 자윤탕

배통 - 삼기탕

백발(白髮) - 경옥고

변비겸 허약 - 소풍순기원, 경옥고, 당귀건중탕

변비경향 - 계지가작약탕

변성 - 방풍통성산, 오적산

변폐 - 파두단

변혈 - 칠제향부환

병후쇠약 - 인삼양영탕, 팔물탕

보산 - 달생산

보행곤란 - 작약감초탕

복괴 - 사물탕

복랭 - 온백원

복막염 - 보중익기탕

복만 - 계지가작약대황탕, 계지가작약탕, 길경지각탕, 대시호탕, 지실작약산

복명 - 대건중탕, 오적산

복부경결 - 자소음

복부경색 - 귀비탕

복부팽만 - 대건중탕, 대황감초탕, 조중이기탕

복수 - 온백원

복직근구급 - 귀기건중탕

복창 - 자상환, 온백원

복통 - 가미소요산, 감응원, 계지가작약탕, 구선왕도고, 귀기건중탕, 당귀사역탕, 대건중탕, 대시호탕, 만억환, 반하백출천마탕, 비급환, 사물탕, 삼출건비탕, 소건중탕, 소요산, 우황청심원, 인삼양영탕, 자상환, 자소음, 작약감초탕

ㅅ

사독(蛇毒) - 우황청심원

사지경색 - 우황청심원

사지권태 - 가미소요산

사지무력 - 귀비탕, 보중익기탕

사지번열 - 사물탕, 팔미지황원

산기 - 오적산

산전후변비 - 당귀작약산, 궁귀탕

산전후부종 - 당귀작약산, 달생산, 보허탕

산통 - 소건중탕, 궁귀탕

산후 젖몸살 - 궁귀탕

산후기핍 - 보중익기탕, 보허탕

산후변비 - 가미소요산, 궁귀탕, 지실작약산

산후복통 - 궁귀탕, 지실작약산

산후부종 - 달생산, 보허탕

산후빈혈 - 궁귀탕, 보허탕

산후오로불하 - 사물탕, 궁귀탕

산후지절통 - 계지보허탕

산후허약 - 보허탕

산후현훈 - 보허탕

상기 - 소요산, 우황청심원, 칠제향부환

상열 - 가미소요산, 단치소요산

생리복통 - 귀비탕

생리불규칙 - 칠제향부환, 오적산

생리중단 - (지작)대영전, 대영전

생리통 - 난간전, 대영전, 반하백출천마탕, 소건중탕, 오적산, 인삼양영탕, (지작)대영전, 칠제향부환

생식기랭감 - 난간전

보중익기탕, 사마탕, 삼기탕, 삼출건비탕, 삼화산, 소건중탕, 오적산, 온백원, 인삼양영탕, 자상환, 자소음, 조중이기탕

속답답함 - 대화중음, 사마탕

속쓰림 - 당귀사역탕, 삼출건비탕

손 감각이상 - 팔물탕

손발 쥐 - 작약감초탕, 소건중탕

손저림 - 단치소요산, 소요산, 귀비탕, 가미귀비탕, 인삼양영탕

손톱균열 - 귀비탕, 가미귀비탕

손톱변형 - 귀비탕, 가미귀비탕

수장각질 - 귀비탕, 가미귀비탕

수장건조 - 조경산[온경탕], 귀비탕, 가미귀비탕

수장한 - 가미귀비탕, 귀비탕, 보중익기탕

수족랭 - 경옥고, 귀비탕, 난간전, 당귀사역탕, 보중익기탕, 소요산

수족마비 - 소승기탕

수족번열 - 귀비탕, 가미귀비탕

수족부종 - 보중익기탕

수족저림 - 가미귀비탕, 귀비탕, 당귀사역탕, (지작)대영전

수충 - 가미소요산

숙취 - 우황청심원, 경옥고

숨참 - 귀비탕, 단치소요산, 소요산, 온백원, 보중익기탕

슬냉통 - 팔미지황원

슬통 - 계지가작약탕, 난간전, 소요산, 오적산, 작약감초탕, 팔미지황원

습양 - 가미소요산

습증 - 가미소요산

습진 - 도인승기탕

식사전폐 - 자소음, 보중익기탕

식상 - 오적산, 조중이기탕, 사마탕

식욕부진 - 계지가작약탕, 계지보허탕, 구선왕도고, 귀기건중탕, 귀비탕, 달생산, 당귀작약산, 대건

심하비 - 오적산, 대시호탕

심하비경 - 대시호탕

ㅇ

아관긴급 - 우황청심원

아데노이드 - 소건중탕

아토피성피부염 - 사물탕, 생료사물탕, 방풍통성산

안기나 - 양격산

안면홍조 - 가미소요산, 단치소요산, 소요산

안병 - 도인승기탕, 방풍통성산, 사물탕, 귀비탕

안저출혈 - 소건중탕, 사물탕

안충혈 - 양격산, 작약감초탕, 사물탕

안통 - 반하백출천마탕, 작약감초탕, 오적산

안혼 - 보중익기탕, 사물탕

알레르기성비염 - 보중익기탕, 오적산, 자소음

알레르기성피부염 - 칠제향부환

암수술후 장이완 - 대건중탕

압도상 - 통도산

압통(壓痛) - 대황목단피탕

야간뇨, 야간소변, 야뇨, 야뇨증 - 대영전, 삼기탕, 소건중탕, 팔미지황원

야제 - 귀기건중탕, 귀비탕, 삼출건비탕, 소건중탕, 우황청심원, 작약감초탕

양광 - 대승기탕, 소승기탕, 조위승기탕

양허슬통 - 팔미지황원

양허요통 - 팔미지황원

어깨저림 - 칠제향부환

어린건선, 어린이건선 - 조경산[온경탕]

월경불통 - 가미귀비탕, 통경탕

월경중단 - 가미귀비탕, 통경탕

월경통 - 도인승기탕, 사물탕, 조경산[온경탕], 지실작약산, 팔물탕

위경련 - 대시호탕, 작약감초탕

위궤양 - 소건중탕

위무력 - 보중익기탕

위산과다 및 부족증 - 대시호탕

위산과다증 - 소건중탕

위아토니 - 소건중탕

위암 - 소건중탕

위약 - 가미귀비탕, 대시호탕, 삼기탕, 팔물탕

위카타르 - 오적산

위통 - 반하백출천마탕, 우황청심원

위하수 - 보중익기탕, 소건중탕

유뇨 - 삼기탕

유방발육 부진 - (지작)대영전, 대영전

유산벽 - 도인승기탕, 조경산[온경탕], 조경산

유산예방 - 보허탕, 팔물탕

유정 - 팔미지황원

유주작통 - 공연단

유즙결핍증 - 사물탕

유행성감기 - 대시호탕, 오적산

육미지황원의 이상반응시 - 오적산

육혈 - 양격산

음낭련통 - 삼화산

음문소양 - 귀비탕, 난간전, 을자탕

음문통 - 난간전, 삼기탕

음주후 두통 - 길경지각탕

임신빈혈 - 궁귀탕, 팔물탕

임신설사 - 당귀작약산

임신식욕부진 - 달생산, 보허탕

임신오조 - 보허탕

임신중독 - 달생산, 자소음

임신하혈 - 삼기탕

임신허약 - 보중익기탕, 팔물탕

입덧 - 자소음

입술 이완 - 귀비탕

ㅈ

자간 - 궁귀탕, 달생산

자궁근종 - 도인승기탕

자궁낭종 - 칠제향부환

자궁내막염 - 난간전, 도인승기탕, 사물탕

자궁발육부전 - 조경산[온경탕]

자궁암 - 오적산

자궁출혈 - 조경산[온경탕], 사물탕

자궁탈출 - 당귀사역탕

자궁하수 및 탈출 - 도인승기탕, 보중익기탕, 삼기탕

자궁하수 - 보중익기탕, 보중익기탕, 삼기탕

자궁후굴 - 가미소요산, 도인승기탕

자반병, 자반증 - 귀비탕, 보중익기탕, 소건중탕, 귀비탕

자율신경실조증 - 우황청심원

자한 - 계지보허탕, 보중익기탕, 보허탕

잔뇨감 - 난간전, 보중익기탕, 오적산, 팔미지황원

족부부종 - 소건중탕, 팔미지황원

족통 - 소건중탕, 팔미지황원

졸도 - 대시호탕, 만억환, 비급환, 온백원, 우황청심원

졸림, 졸음 - 귀비탕, 보중익기탕, 팔물탕, 인삼양영탕

종아리통 - 작약감초탕, 귀비탕, 가미귀비탕

좌골신경통 - 경옥고, 당귀사역탕, 도인승기탕, 소건중탕, 오적산, 팔미지황원

좌섬 - 계지가작약탕, 오적산

좌섬요통 - 오적산

주부습진 - 귀비탕, 가미귀비탕, 사물탕

주사비 - 방풍통성산

중풍 이변폐 - 파두단, 자윤탕

중풍 - 우황청심원

쥐 - 계지가작약탕, 귀기건중탕, 소건중탕, 인삼양영탕, 작약감초탕

지맥 - 귀비탕, 인삼양영탕, 보중익기탕

지방간 - 지실작약산, 작약감초탕

지방심 - 방풍통성산

지절통 - 귀비탕, 대영전, 보허탕, 오적산, (지작)대영전

진물 - 방풍통성산

진통 - 궁귀탕

질건조 - 귀비탕, 가미귀비탕

질염 - 난간전

집중곤란 - 우황청심원, 보중익기탕

짜증, 짜증남 - 귀비탕, 단치소요산, 소요산, 우황청심원

ㅊ

차멀미 - 반하백출천마탕

ㅋ

ㅌ

타박손상 - 통도산, 귀비탕

타박증 - 도인승기탕, 귀비탕

탈기 - 보중익기탕, 보허탕

탈모 - 귀비탕, 대영전

탈장 - 소건중탕, 보중익기탕

탈저 - 도인승기탕

탈한 - 보중익기탕

탈항 - 가미귀비탕, 보중익기탕, 소건중탕, 을자탕

태동불안 - 사물탕, 교애사물탕

태반불하 - 우슬탕

태반잔류 - 도인승기탕

태아역위 - 달생산, 궁귀탕

태열 - 방풍통성산, 생료사물탕

턱떨림 - 가미귀비탕

토분상변비 - 소풍순기원, 제천전, 통유탕

토사 - 대시호탕

토혈 - 양격산

통풍 - 방풍통성산

트림 - 반하백출천마탕

틱 - 작약감초탕

ㅍ

팔저림 - 사물탕, 자소음, 칠제향부환, 귀비탕

편도선비대증 - 소건중탕

ㅎ

하복통 - 난간전, 달생산, 당귀사역탕, 대영전, 도인승기탕, 보중익기탕, 삼기탕, 소건중탕, 오적산, 자윤탕, 지실작약산, (지작)대영전

하복팽만 - 온백원, 소승기탕, 파두단

하복팽만통 - 팔정산, 당귀승기탕

하사태 - 파두단

하수 - 보중익기탕

하지궐랭 - 난간전, 팔미지황원

하지떨림 - 반하백출천마탕

하지마비 - 작약감초탕, 팔미지황원

하지무력 - 보중익기탕, 작약감초탕, 팔미지황원

하지저림 - 작약감초탕, 팔미지황원

하지통 - 대영전, 오적산, 작약감초탕, (지작)대영전, 팔미지황원

하혈 - 단치소요산, 소요산

학질 - 우슬전

한랭성 피부염 - 오적산

한숨 - 소요산, 가미귀비탕, 귀비탕

한열왕래 - 가미소요산

항강 - 가미귀비탕, 귀비탕, 반하백출천마탕, 소요산, 우황청심원, 인삼양영탕, 작약감초탕

항문가려움 - 을자탕

항문종양 - 을자탕

항문주위염 - 도인승기탕, 을자탕

항문통 - 을자탕, 자윤탕, 작약감초탕

허랭성 기침 - 교밀탕

허약 - 경옥고, 계지보허탕, 보중익기탕, 인삼양영탕, 팔물탕

허약성 갑상선기능항진 - 가미귀비탕

허약아감모 - 소건중탕, 작약감초탕

허약체질 - 오적산, 귀기건중탕, 보중익기탕, 경옥고, 십전대보탕

헤르니아 - 삼화산

미리보는 간추린 소화기

병약도표

- 소화불량 병약도표
- 식욕부진 병약도표
- 구토(嘔吐) 병약도표
- 복통(腹痛) 병약도표
- 속쓰림 병약도표
- 오심(惡心) 병약도표
- 설사(泄瀉) 병약도표
- 변비(便秘) 병약도표

1 소화불량 병약도표

생리유형 / 병인	체열 많음	건실도 높음	체열/건실도 ⇦ 중등 ⇨	건실도 낮음	체열 적음
식상 과식	시평탕	평위산	**향사평위산**	**대화중음**	천금광제단
습담 울체			**정전가미이진탕**	향사육군자탕	내소산
소화기 연약			삼출건비탕	비화음	부양조위탕
정신 과다	육울탕	행기향소산	향소산	계평귀비탕	
포만 식적		칠물후박탕	온백원	대이향산	대건중탕
감기	시평탕		곽향정기산	오적산	오적산
여름 (이완)	익원산	청서육화탕	육화탕	여곽탕	
수술 변형			삼령백출산	비화음	
음주	대조중탕	인진오령산	대금음자	회생산	
자윤 결핍		독활지황탕	육미지황원	경옥고	팔미지황원

2 식욕부진 병약도표

생리유형 / 병인	체열 많음	건실도 높음	체열/건실도 ⇦ 중등 ⇨	건실도 낮음	체열 적음
소화기 연약			**비화음**	향사양위탕	승습탕
전신 허약		육미지황원	**보중익기탕**	거원전	건리탕
소화 불량	도씨평위산	평위산	대화중음		
만성 소화불량			**인삼양위탕**		내소산
과로		쌍화탕	인삼양영탕		
수술			가미십전탕	**비화음**	자신보원탕
습체		시령탕	적복령탕		복원단
기울		가미귀비탕	가미온담탕	귀비탕	
소아		육미지황원	소건중탕	귀기건중탕	
노화			연령고본단	경옥고	
여름	백호가창출탕	삼귀익원탕	청서익기탕	귀기탕	축비음
산후		대영전	보허탕	이비탕	

3 구토(嘔吐) 병약도표

병인 \ 생리유형	체열 많음	건실도 높음	체열/건실도 ⇦ 중등 ⇨	건실도 낮음	체열 적음
소화불량	도씨평위산	평위산	향사평위산	**비화음**	계강양위탕
담음형 소화불량			보화환	가미사칠탕	
담체			이진탕	대반하탕	화위이진탕
습체		시령탕	**오령산**	영계출감탕	생강(단방)
소화기 염증		황련탕	소시호탕	**곽향정기산**	
허약이완			사군자탕	육군자탕	이중탕
음주		인진오령산	대금음자		
대변	대시호탕	도인승기탕	대황감초탕	소건중탕	대건중탕
와감		도씨평위산	소청룡탕	**곽향정기산**	
중추신경	백호가인삼탕	청상견통탕	사물탕		
소아		**오령산**	감초탕		
임신		달생산	안태음	보생탕	소반하가복령탕

※ 구토를 유발시킨 처방들 : 천금광제환, 온백원, 초오단방

4 복통(腹痛) 병약도표

병인 \ 생리유형	체열 많음	건실도 높음	체열/건실도 ⇦ 중등 ⇨	건실도 낮음	체열 적음
식상형	도씨평위산	평위산	향사평위산	**인삼양위탕**	오적산
소화불량		대함흉탕	정전가미이진탕	비화음	
허약형		태음조위탕	**소건중탕**	오적산	**이중탕**
허냉형			오적산	건리탕	부양조위탕
염증형	황금작약탕	황련탕	소시호탕	위풍탕	반총산
습체, 설사형	도체탕	오령산	곽향정기산	실장산	복원단
변비	대승기탕	소승기탕	자윤탕	이비탕	대건중탕
결석		대시호탕	작감저령탕		반총산
회충			연진탕	오매환	안회이중탕
여름형			육화탕	축비음	
소아		대황감초탕	감초탕	**소건중탕**	
임신		교애사물탕	안태음	보생탕	

5 속쓰림 병약도표

생리유형 / 병인	체열 많음	건실도 높음	체열/건실도 ⇦ 중등 ⇨	건실도 낮음	체열 적음
복합 요인	청훈화담탕	소조중탕	**증미이진탕**	**비화음**	적환
담음(痰飮)	청훈화담탕	소함흉탕	**평진탕**	선복화대자석탕	적환
소화 불량	도씨평위산	사역산	**보화환**	향사양위탕	내소산
위산 과다		시호계지 용골모려탕	**안중산**	계지감초용골모려탕	
표재성 염증	구미황련탕	금은화산	**반하사심탕**	치자감초시탕	계강조초황신부탕
소화기 연약		자음건비탕	인삼양위탕	**비화음**	계강양위탕
습체(濕滯)	**청열사습탕**		택사탕	곽령탕	복원단
자윤 결핍		**사륙탕**	팔미지황원		
허냉			**시호계지탕**	시호계지건강탕	계강조초황신부탕
기울 긴장	치자시탕	가미귀비탕	**가미온담탕**	귀비탕	정기천향탕
과음	주증황련환	소조종탕	**대금음자**	전씨백출산	
약독			**감초탕**	감초분밀탕	
변비			**자윤탕**	대황부자탕	대건중탕
더위	익원산	시령탕	**청서육화탕**	축비음	
임신			**보생탕**		

6 오심(惡心) 병약도표

생리유형 / 병인	체열 많음	건실도 높음	체열/건실도 ⇦ 중등 ⇨	건실도 낮음	체열 적음
습담체	청훈화담탕	삼합탕	**평진탕**	**육군자탕**	**소반하가복령탕**
담체	소함흉탕	소시호탕	**이진탕**	귤피일물탕	화위이진전
습체	시령탕	**오령산**	위령탕	영계출감탕	복원단
염증	소함흉탕	시진탕	**반하사심탕**	감초사심탕	생강사심탕
소화 불량		대화중음	정전가미이진탕	비화음	
두통, 현훈		**오령산**	**반하백출천마탕**	순기화중탕	
입덧		**오령산**	보생탕	자소음	
과음		대조중탕	대금음자	회생산	
회충			연진탕		오매환

7 설사(泄瀉) 병약도표

병인 \ 생리유형	체열 많음	건실도 높음	체열/건실도 ⇦ 중등 ⇨	건실도 낮음	체열 적음
식상 적취		**황련탕**	**위령탕**	인삼양위탕	계강양위탕
습체	시령탕	인진오령산	**위령탕**	삼백탕	복원단
염증	갈근황련황금탕	도체탕	**황련탕**	감초사심탕	오매환
소화기 연약			전씨백출산	비화음	**팔주산**
전신 허약			삼령백출산	경옥고	승습탕
음주	익원산	인진오령산	대금음자	회생산	
감기			곽향정기산	오적산	오적산
소아	사청환		우황청심원	삼백탕	
자윤 결핍		신기환	오덕환	실장산	팔미지황원
정신 과다	육울탕	교감단	향사육군자탕	우황청심원	오군자전
여름 이완	익원산	청서육화탕	유령탕	축비음	

8 변비(便秘) 병약도표

생리유형 / 병인	체열 많음	건실도 높음	체열/건실도 ⇦ 중등 ⇨	건실도 낮음	체열 적음
장액 복합형	을자탕	**<u>딩귀윤조탕</u>**	**<u>자윤탕</u>**	제천전	당귀사역탕
전신 이완형		소요산	**<u>당귀건중탕</u>**	귀비탕	대건중탕
열실 열결형	방풍통성산	대승기탕	**소승기탕**	계지가작약탕	
소화관 이완형		지실작약산	조중이기탕	**삼출건비탕**	
정신 긴장형	단치소요산	가미귀비탕	**귀비탕**		
골반 혈소형		통경탕	**지작대영전**	귀비탕	당귀사역탕
상태별 노인		소풍순기원	**윤혈음**	경옥고	팔미지황원
상태별 소아		대황감초탕	**<u>자윤탕</u>**	귀기건중탕	
상태별 임신 산후		사물탕	**궁귀탕**	자소음	

초판 인쇄 / 2018년 10월 22일
초판 발행 / 2018년 10월 31일

발행인 김정찬
편집기획 김정찬, 정석환
일러스트 정석환
편집디자인 최민수

발행처 도서출판 정담
주소 서울특별시 송파구 송이로17길 50-27
(가락동 13-10) 2층
전화 02-443-2791
팩스 02-430-7370
홈페이지 www.jdb.co.kr
등록 제 22-135호

정가 25,000원
ISBN 978-89-8085-853-8